强制隔离戒毒导论

主　编　郭兰平

副主编　陈　寒　边　疆　赵泽勇

西南交通大学出版社

·成都·

图书在版编目（CIP）数据

强制隔离戒毒导论 / 郭兰平主编. —成都：西南
交通大学出版社，2010.6（2017.7 重印）
ISBN 978-7-5643-0150-7

Ⅰ.①强… Ⅱ.①郭… Ⅲ.①戒毒－研究－中国
Ⅳ.①R163

中国版本图书馆 CIP 数据核字（2010）第 115692 号

强制隔离戒毒导论

主编　郭兰平

责 任 编 辑	臧玉兰
特 邀 编 辑	霍　良
封 面 设 计	墨创文化
	西南交通大学出版社
出 版 发 行	（四川省成都市二环路北一段 111 号 西南交通大学创新大厦 21 楼）
发行部电话	028-87600564　87600533
邮　　　编	610031
网　　　址	http://www.xnjdcbs.com
印　　　刷	四川森林印务有限责任公司
成 品 尺 寸	170 mm×230 mm
印　　　张	10.25
字　　　数	220 千
版　　　次	2010 年 6 月第 1 版
印　　　次	2017 年 7 月第 3 次
书　　　号	ISBN 978-7-5643-0150-7
定　　　价	36.00 元

《强制隔离戒毒导论》
编 委 会

主　　　任	林蒙昌
副 主 任	郭兰平

成　　　员	赵泽勇	贾明万	杨春林	王飞武
	张连华	段宗彬	柳耀炜	钟宝胜

主　　　编	郭兰平

副 主 编	陈　寒	边　疆	赵泽勇

编写人员	陈　寒	王洲林	任　俊	王小林
	华正宏	施琰茹	曾玉君	付　鹏
	王志棋	刘学灿	牛　桥	刘　海
	袁传兵			

编　　　辑	陈福明

审　　　稿	袁传兵	万　辉	魏　姝	古　栩

特约审稿	车孟春

大胆的探索　有益的尝试
（代　序）

随着《中华人民共和国禁毒法》的颁行，我国形成了社区戒毒、强制隔离戒毒和戒毒康复为一体的社会化戒毒新格局。面对这一新的挑战和机遇，全国劳教系统充分发挥劳教戒毒十多年积累的丰富经验和比较优势，积极拓展围绕中心、服务大局的职能，依法迅速承担起了强制隔离戒毒执行的新使命。四川劳教系统在省司法厅党委的领导下，认真贯彻《中华人民共和国禁毒法》精神，正确定位劳教工作改革发展方向，积极履行强制隔离戒毒工作新职能，通过大量积极主动的工作，相继挂牌成立了成都、眉山、资阳、绵阳等四个强制隔离戒毒所，收治强制隔离戒毒人员已占场所收容总数的80%，迅速开启了强制隔离戒毒工作新局面。

面对这一事关社会长治久安的新工作，全省劳教机关和广大民警迎难而上，开拓进取，认真落实"首要标准"要求，积极探索强制隔离戒毒工作的新特点、新问题、新理念和新规律，努力构建强制隔离戒毒教育矫治新体系，积累了不少有益的经验，取得了初步的积极成果。此次由省劳教局组织领导，省大堰劳教所和绵阳师范学院联合编写的《强制隔离戒毒导论》一书的正式出版发行，即是这种有益探索的积极成果之一。

省劳教局在组织编写这本具有基础意义和前瞻意义的强制隔离戒毒教材中，先后9次召开教材编审研讨会议，广泛听取意见，严格论证审查，充分体现了劳教系统的大局意识和创新精神。尤其是教材编写组的专家学者和相关工作者，在编写过程中广泛查阅、收集资料，充分吸纳国内外戒毒工作的先进理念，深入场所，调查了解强制隔离戒毒人员的心理、行为特点和戒治需求，广泛征求民警的意见建议，不但为完成教材编写任务奠定了坚实的基础，而且很好地体现了理论与实践相结合、内容与形式相结合、规范与通俗相结合的原则。此书的编写出版，凝聚了广大基层民警的聪明才智，凝聚了强制隔离戒毒工作的有益经验，凝聚了组织编写者的艰辛劳动，体现出场所与社会教育资源共享，与教育优势互补的良好效益。

《强制隔离戒毒导论》一书，作为民警开展课堂化教学的教材和工具书，其体例章节基本涵盖了强制隔离戒毒教育矫治的主要过程和基本内容，这对民警系统地学习掌握戒毒知识体系和知识要点，科学合理地组织课堂化教学将是有益的帮助。相信此书的出版发行，会有助于提高民警的专业素养和教学水平，有助于提高教育矫治质量，有助于推进强制隔离戒毒工作的规范化、专业化、科学化进程。

作为一项新职能、新工作，强制隔离戒毒工作任重而道远，需要我们学习的内容、探索的规律、解决的问题尚多。希望劳教系统的广大民警，从事业的高度，从服务社会服务人民的高度看待自己的工作，努力学习，大胆实践，善于总结，勇于创新，尽快成为强制隔离戒毒工作的行家里手和专家人才，在强制隔离戒毒新领域为党和人民做出新贡献；希望《强制隔离戒毒导论》一书的出版发行，成为推进我省强制隔离戒毒工作健康发展的新起点，并使其在教学与矫治实践中不断充实完善，不断总结提高，尽快打造出具有我省特色的强制隔离戒毒教育矫治新体系。

四川省司法厅副厅长

2010 年 4 月

前 言

本书是在四川省劳教局的统一安排部署下，由省局党委书记、局长林蒙昌担任编委会主任，副局长郭兰平担任主编，教育处处长边疆，大堰强制隔离戒毒所、劳教所（以下简称大堰所）所长赵泽勇和绵阳师范学院教育科学学院院长陈寒博士担任副主编，由绵阳师范学院教育科学学院心理学和教育学专业教师与大堰所干警联合编写而成的。

早在 2008 年底，四川省劳教局领导高瞻远瞩、立意深远地确立了拟编写一本探索性的、具有纲领性作用的强制隔离戒毒专用教材的思路。从 2009 年 3 月始，省局汇集各路专家和戒毒一线工作的教育科长、管教干警，先后召开了 9 次教材编写研讨会。经过不断地讨论，最后确立了本书的编写目标与定位，编写提纲和编写原则。编写目标与定位：是一本指导强制隔离戒毒工作，帮助干警和强制隔离戒毒学员了解戒毒知识、戒毒流程，掌握戒毒的医学以及心理辅助技巧，树立成功戒毒信念的教材；是指导有效开展强制隔离戒毒工作的纲要。编写提纲：以强制隔离戒毒的三个时期（生理脱毒期、身心康复期和回归社会期）为主线，结合强制隔离戒毒工作的需要，构建"戒毒知识概述""药物成瘾的机制""生理戒毒""心理戒毒""强制隔离戒毒人员再社会化"和"成功戒毒案例"六章。编写原则：遵循科学性、知识性、系统性和指导性四个原则。

本书由绵阳师范学院陈寒博士负责拟写提纲和统稿。具体编写分工如下：第一章戒毒知识概述，由王小林（绵阳师范学院）、付鹏（大堰所）编写；第二章药物成瘾的机制，由任俊（绵阳师范学院）、王志棋（大堰所）编写；第三章生理戒毒，由华正宏（绵阳师范学院）、刘学灿（大堰所）编写；第四章心理戒毒，由王洲林、陈寒（绵阳师范学院）、牛桥（大堰所）编写；第五章强制隔离戒毒人员再社会化，由施琰茹（绵阳师范学院）、刘海（大堰所）编写；第六章成功戒毒案例，由曾玉君（绵阳师范学院）、袁传兵（大堰所）编写。

本书在编写中，得到了车孟春、严登山、赵洪、周永朝、王艳春、向阳、何智华、李麒、周利、范富胜、周英华、蒋宪君、万辉、魏姝、古栩、谭小宏以及大堰所许多干警的指导和帮助。在出版过程中，得到了西南交通大学出版社相关编辑和领导的大力支持与帮助，在此谨向他们表示谢意。

为编好此书，我们参考了大量国内外有关书籍、论文和网络资源，并在书中注明了原文出处或列为参考文献，在此对原作者表示诚挚的谢意。

本书是对强制隔离戒毒的一次粗浅的技术性探索，观点难免挂一漏万，恳请读者批评、指正。

编　者

2010 年 4 月

目　录

第一章

戒毒知识概述

对毒品的毒性、毒害缺乏深刻的理解，是很多人面临毒品的"诱惑"不能抗拒的原因之一。本章讲述毒品的含义、毒品的毒性、吸毒的危害和强制隔离戒毒等内容，是为了让人们对毒品有更加深入的认识，真正了解毒品慢性杀人的本质，树立毒品有毒、吸毒有害、吸毒违法和戒毒有望的正确观念，从而增强戒毒信心。

第一节　毒品及其毒性

"毒品就是药品，吸毒就是吃药""吸毒是安神镇痛的需要""吸食摇头丸不会死人""试一下不会上瘾"，这些错误的观点，反映出一些人对毒品范围的界定、对毒品的特性和毒品本身的不了解。

一、毒品的含义

（一）毒品的界定

毒品，是指国际禁毒公约规定的受管制的麻醉药品和精神药品。

我国根据国际公约及本国实际使用情况，对毒品的范围及特性有特定的描述。1997 年修订的《中华人民共和国刑法》（以下简称《刑法》）第三百五十七条规定：毒品是指鸦片、海洛因、甲基苯丙胺（冰毒）、吗啡、大麻、可卡因以及国家规定管制的其他能够使人形成瘾癖的麻醉药品和精神药品。2007 年 12月颁布的《中华人民共和国禁毒法》中对毒品的界定沿用了《刑法》的描述。

　　毒品范围的划分具有规定性，是否是毒品由国际或国家相关组织约定而成，毒品清单由缔约国和国际麻醉品管制局提议，经联合国麻醉药品委员会决定后公布。毒品范围的划分同时具有时代性，随着毒品滥用范围的扩大和新药合成的不断发展，"受管制的麻醉药品和精神药品"内容会不断增加。目前，国际公约规定的受管制的麻醉药品和精神药品大约 200 多种，我国有 238 种麻醉药品和精神药品被列入管制范围。

　　受管制的麻醉药品和精神药品合理地用于医疗的目的，为病人解除病痛的就是药品，反之如果被滥用就成为毒品，如"杜冷丁""美沙酮""埃托菲"等。许多新型毒品本身没有任何医疗价值，如"海洛因""冰毒""摇头丸"和"K 粉"等。

（二）毒品的特性

1. 毒品的依赖性

　　毒品的依赖性（成瘾性）分生理依赖性和心理依赖性两个方面。

　　生理依赖性又称躯体依赖性或身体依赖性。是指由于反复用药使中枢神经系统发生了某种生理变化，需要药物持续在体内存在才能使身体维持正常的功能。而当成瘾药物被停用后使用者就会发生戒断症状，如轻者可引起头昏头痛、烦躁不安、恶心呕吐、全身不适与神经功能障碍，重者可引起意识障碍、谵妄、昏迷、肢体抽搐，甚至循环虚脱而致死。当再度使用该药物时，戒断症状即消失。

　　心理依赖性又称精神依赖，俗称"心瘾"。是指人在多次用药后所产生的在心理上、精神上对所用药物的强烈心理渴求或强制性觅药倾向。即躯体依赖消除以后，精神依赖仍然长久顽固存在。毒品的心理依赖性虽然表面上不如生理依赖性明显、强烈，但极难根除，它是吸毒者在生理脱毒后复吸率居高不下的最重要的原因。

　　每个吸毒人员对毒品成瘾时间的快慢，往往与其所使用毒品的性质、类别，毒性的强弱，吸毒的方式，吸食的剂量、次数和吸毒者个人的心理素质、身体耐受程度以及文化素质、社会环境等诸多因素直接有关。一般来讲，毒性强的成瘾快，毒性弱的成瘾慢。在使用吗啡、海洛因时，如采用静脉注射的方式，每天两次，每次 0.1 克，2～3 天即可成瘾。

2. 毒品的耐受性

　　耐受性是指随着连续地、反复地吸毒，机体对原有剂量的毒品会变得不敏感，吸毒者为了追求快感不得不增加药量的现象。所有毒品均可产生耐受性，但耐受性产生的快慢与毒品的种类、用药方式有关。就某一具体毒品而言，机体只会对其部分作用产生耐受性，而并不是全部。同时，各种不同毒品之间还会产生交叉耐受性，尤其是同一类毒品（如阿片类）之间。由于毒品的药物耐受性，几乎每个吸毒者都会经历逐步增大吸毒量、缩短吸毒间隔时间以及改变吸毒方式的过程。

3. 毒品的非法性

非法性是指毒品的法律特征。我国对毒品采取的是"四禁"并举方针，即"禁种、禁制、禁贩、禁吸"。《中华人民共和国禁毒法》规定：走私、贩卖、运输、制造毒品的；非法持有毒品的；非法种植毒品原植物的；非法买卖、运输、携带、持有未经灭活的毒品原植物种子或者幼苗的；非法传授麻醉药品、精神药品或者易制毒化学品制造方法的；强迫、引诱、教唆、欺骗他人吸食、注射毒品的；向他人提供毒品的；容留他人吸食、注射毒品或者介绍买卖毒品的；吸食、注射毒品的等都是违法或犯罪的行为。

4. 毒品的危害性

危害性是指毒品的社会特征。毒品滥用不仅对吸毒者本人，而且对家庭、社会都有极大的危害：吸毒者不仅身心健康受损，而且易感染和传播多种传染性疾病，尤其是艾滋病；毒品对家庭的危害主要是对家庭经济的消耗、对家庭成员间亲情的疏远以及对子女教育的影响；毒品对社会的危害主要表现在诱发违法犯罪，阻碍社会经济正常发展和败坏社会风气等方面。

二、毒品的分类

毒品种类很多，范围很广，分类方法也不尽相同。

第一，从毒品的来源看，可分为天然毒品、半合成毒品和合成毒品三大类：

（1）天然毒品是直接从毒品原植物中提取的毒品，如鸦片；

（2）半合成毒品是由天然毒品与化学物质合成而成，如海洛因；

（3）合成毒品是完全用有机合成的方法制造的毒品，如冰毒。

第二，从毒品对人中枢神经的作用看，可分为抑制剂、兴奋剂和致幻剂等。抑制剂能抑制中枢神经系统，具有镇静和放松作用，包括巴比妥、戊巴比妥、三唑仑、氟硝西泮等；兴奋剂能刺激中枢神经系统，使人产生兴奋，包括苯丙胺、甲基苯丙胺、匹莫灵、利他灵、MDMA、MDA 等；致幻剂能使人产生幻觉，导致自我歪曲和思维分裂，包括麦角酰二乙胺（LSD）、二甲基色胺、苯环己哌啶（PCP）、麦司卡林、西洛西宾等。

第三，从毒品的自然属性看，可分为麻醉药品和精神药品。麻醉药品是指对中枢神经有麻醉作用，连续使用易产生身体依赖性的药品。如鸦片类（鸦片、吗啡、海洛因）、可卡因类（古可碱、盐酸可卡因）、大麻类（大麻烟、大麻脂、大麻油）、合成麻醉药品类、药用原植物及其配剂。精神药品是指直接作用于中枢神经系统，使人兴奋或抑制，连续使用能产生依赖性的药品。如苯丙胺类药物、催眠药、安定药等。

第四，从毒品流行的时间顺序看，可分为传统毒品和新型毒品。传统毒品一般指鸦片、海洛因等阿片类流行较早的毒品。新型毒品是相对传统毒品而言，主要指冰毒、摇头丸等人工化学合成的致幻剂、兴奋剂类毒品。新型毒品多发生在娱乐场所，所以又被称为"俱乐部毒品""休闲毒品"和"假日毒品"。

新型毒品与传统毒品有较大的区别。新型毒品大部分是通过人工合成的化学合成类毒品，而鸦片、海洛因等麻醉药品主要是罂粟等毒品原植物再加工的半合成类毒品，因此又叫"实验室毒品""化学合成毒品"。新型毒品对人体主要有兴奋、抑制或致幻的作用，而传统的麻醉药品对人体则主要以"镇痛""镇静"为主。传统毒品多采用吸烟式或注射等方法吸食滥用，新型毒品大多为片剂或粉末，吸食者多采用口服或鼻吸式，具有较强的隐蔽性。传统毒品吸食者一般是在吸食前犯罪，由于对毒品的强烈渴求，为了获取毒资而去杀人、抢劫和盗窃，而新型毒品吸食者一般由于在吸食后会出现幻觉、极度的兴奋、抑郁等精神病症状，从而导致行为失控，造成暴力犯罪。

世界卫生组织把毒品分成八大类：吗啡类、巴比妥类、酒精类、可卡因类、印度大麻类、苯丙胺类、柯特类和致幻剂类。

三、常见毒品及其毒性

（一）麻醉类毒品

1. 鸦片（见图 1.1）及其衍生物

鸦片类毒品包括鸦片、吗啡、海洛因等，它们主要是通过罂粟（见图 1.2）植物来提取的。

（1）鸦片。鸦片又叫"阿片"，俗称"大烟"，所含的主要生物碱是吗啡，属中枢神经抑制剂。鸦片因产地不同，颜色呈黑色或褐色，有氨味或陈旧尿味，气味强烈。鸦片是以罂粟植物蒴果为原料制成的毒品，有镇痛、麻醉作用，易成瘾。合成鸦片制剂是指含鸦片的化合物药品，如美沙酮、杜冷丁等。

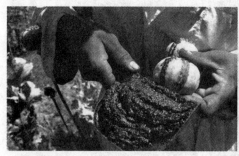
图 1.1　鸦片

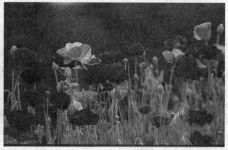
图 1.2　罂粟

吸食鸦片后，其主要成分吗啡迅速由胃肠道黏膜、鼻黏膜及肺等部位吸收，通过血液分布到脑、肝、肺、肾、脾等实质器官和全身肌肉、脂肪组织。一般来说，最初几口鸦片的吸食令人不舒服，可使人头晕目眩、恶心或头痛，但随后可体验到一种欣快感。吸食鸦片者在一定的时间内尚能保持正常的职业和智力活动，但如果长期吸食可使人精神颓废、瘦弱不堪、面无血色、目光发呆、瞳孔缩小，极易感染各种疾病，寿命也会缩短。过量吸食鸦片可因急性中毒或呼吸抑制而死亡。

（2）吗啡。吗啡是从鸦片中提取出来的一种生物碱。在非法毒品交易中常遇到的是粗制吗啡、吗啡硫酸盐等。吗啡常被压缩成块状，也有粉末状及片状，它是鸦片中最主要的一种生物碱。粉末粗制吗啡在东南亚地区亦称为"1号"海洛因。

吸食吗啡对神经中枢的副作用表现为嗜睡和性格的改变，引起某种程度的惬意和欣快感。在大脑皮层方面，可造成人注意力、思维和记忆性能的衰退。长期大剂量地使用吗啡，会引起精神失常的症状，出现谵妄和幻觉。在呼吸系统方面，大剂量的吗啡会导致呼吸停止而死亡。吸食吗啡的戒断症状有：流汗、颤抖、发热、血压高、肌肉疼痛和挛缩等。

（3）海洛因。海洛因是鸦片系列中最纯净的精制品，是我国目前流行最广、危害最严重的毒品之一，属吗啡的衍生物。纯品为白色粉末状物质，俗称"白粉""白面"，有的为红色液体，俗称"红鸡"，效价与成瘾性是吗啡的3～5倍，称为"毒品之王"。但非法交易中的海洛因由于加工方法、掺杂物的不同，外观、含量差别极大。

海洛因中毒的主要症状是：不安、流泪、流涕、打哈欠、易怒、发抖、寒战、厌食、腹泻、身体蜷曲、抽筋、瞳孔缩小如针孔、皮肤冷而发黑、呼吸极慢，深度昏迷，呼吸中枢麻痹，呼吸衰竭等。海洛因吸毒者极易发生皮肤菌感染，如脓肿、败血症、破伤风、肝炎、艾滋病等，甚至会因急性中毒而死亡。

2. 大麻及其衍生物

大麻是一种广泛分布在世界温带和热带地区的一年生草本植物。有野生，也有栽培，并有很多变种，是人类最早种植的植物之一。当今世界毒品消费中，大麻是吸食使用最多、范围最广的毒品。大麻最主要的精神活性成分是四氢大麻酚，能使人产生欣快感，因而被吸毒者称之为"通向天国的向导""给可怜人的慰问神品"。

大量或长期使用大麻，会对人的身体健康造成严重损害，引起精神障碍。吸食过量可发生呕吐、食欲减退、焦虑、抑郁等，性情急躁易怒，对人产生敌意，且有自杀意愿。长期吸食大麻可诱发精神错乱、偏执和妄想，对记忆和行为能力造成损害，使大脑记忆力混乱、判断力减退、反应迟钝。可引起退行性脑病，人体免疫系统受损，对疾病的抵抗力下降，极易受病毒、细菌感染，而且易患口腔肿瘤；也会导致呼吸器官受损，引起气管炎、咽炎、哮喘等疾病。有人说吸一支大麻烟对肺功能的影响比一支香烟大 10 倍。同时，长期吸食大麻还会影响运动协调，损伤肌肉运动的协调功能，造成站立平衡失调，手颤抖，失去复杂的操作能力和驾驶机动车的能力。

3. 可卡因类毒品

可卡因类毒品又名古柯碱，是以植物古柯树提炼制成的白色结晶状生物碱，属于天然毒品，是天然毒品中最强的中枢神经兴奋剂。

可卡因类毒品有高度毒性，吸食可产生很强的心理依赖性，长期吸食可导致精神障碍，亦称"可卡因精神病"。易让人产生触幻觉和嗅幻觉，最典型的是有皮下虫行蚁走感，奇痒难忍，造成严重抓伤甚至断肢自残；使人情绪不稳定，容易引发暴力或攻击行为。

长期吸食者多为营养不良，体重下降，精神日渐衰退，有些则发展为偏执狂型精神病。除了精神、心理作用外，还会对人体造成其他一些危害。如：瞳孔放大，眼睛反应特别迟钝，失眠，头痛，耳鸣，耳聋，口腔、鼻腔溃疡，恶心，呕吐，胃部痉挛，丧失食欲并导致营养不良，便秘、慢性血液中毒及贫血症等。大量服用可引起惊厥，或造成整个神经系统被抑制，从而导致呼吸衰竭而死亡。

4. 合成类麻醉品

（1）杜冷丁。杜冷丁是人工合成的吗啡代用品，其盐酸盐为白色、无嗅、结晶状粉末，一般制成针剂的形式。作为人工合成的麻醉药物，普遍地应用于临床，对人体的作用和机理与吗啡相似，但镇痛、欣快作用较吗啡小，具有成瘾性。

使用过量可出现阿托品样中毒症状，如瞳孔散大、心跳加快、兴奋、谵妄，还可产生肌肉痉挛、反射亢进、震颤、惊厥。停药时出现的戒断症状主要有精神萎靡不振、全身不适、流泪、呕吐、腹泻、失眠，严重者也会产生虚脱。

（2）美沙酮。又称美散痛，属人工合成的麻醉药品。其盐酸盐为无色或白色结晶状，无嗅、味苦，常见剂型为胶囊，在临床上用作镇痛麻醉剂，止痛效果略强于吗啡，毒性、副作用较小，成瘾性也比吗啡小。

（3）埃托菲。全称盐酸二氢埃托菲（DHE），是近年来我国新研制的一种高效麻醉性强镇痛药，多被制成片剂。埃托菲属于人工合成的药物，在医疗上主要用于晚期癌症病人的缓解疼痛，属化学合成的阿片受体激动剂。使用 DHE 可造成生理和心理依赖性，其精神和心理依赖性至少比海洛因大100 倍，且耐受性形成快，用药量和用药次数增长很快。因此，被国家列为麻醉药品严格管制。

（二）精神类毒品

1. 兴奋剂类毒品

（1）苯基乙丙胺。简称苯丙胺，亦称为安非他明。原药为白色粉末，合法生产的有药片、胶囊、糖浆或针剂，对中枢神经系统有类似于可卡因的强烈兴奋作用。

苯丙胺影响中脑边缘系统欣快中枢，产生欣快体验，中枢兴奋作用，使活动增加、疲劳感消失、睡眠减少。刺激延髓呼吸中枢，使呼吸频率和呼吸深度增加；抑制摄食中枢，导致食欲下降；对心血管系统产生兴奋作用可使血压增高，心率加快，可导致体温升高；作用于瞳孔括约肌，可使瞳孔扩大。

滥用过量可产生幻觉、妄想和认知功能的损害，长期大量滥用可导致神经系统永久性的损伤，如神经末梢的退行性改变等。

（2）冰毒（甲基苯丙胺）。也叫甲基安非他明，俗称去氧麻黄素，形状为白色透明结晶体，与普通冰块相似，故又被称之为"冰"，亦称"艾斯"。该药少量使用时有短暂的兴奋、抗疲劳作用，故其丸药又有"大力丸"之称，是我国目前流行最广、危害最严重的毒品之一。

冰毒的毒性相当大，很容易上瘾，致幻力强，毒性发作快，用药后精神兴奋，性欲亢进，食欲减退，睡眠要求降低，常导致情感冲动和产生暴力行为。对人体损害大，长期吸食可产生呕吐、腹痛、腹泻，慢性中毒并出现肠胃功能障碍等症状，严重时可导致肾功能衰竭及精神失常，甚至造成中毒死亡。戒断症状包括精神呆滞、昏睡、易怒、烦躁不安、忧虑，甚至产生自杀的倾向。

（3）摇头丸（MDMA）。"摇头丸"是安非他明类衍生物，属中枢神经兴奋剂，俗称"摇头丸""快乐丸""劲乐丸""狂喜""忘我""疯药"等。也有按药片、药丸的不同颜色或不同图案、字母称为"蓝精灵""白天使""蝴蝶""鸽子""小鸟""恐龙""M药片"等，是我国目前流行最广、危害最严重的毒品之一。MDMA既具有三甲氧苯乙胺的致幻作用和苯丙胺的兴奋作用，也具有很强的精神依赖性，对人体有严重的危害。服用后表现为：活动过度，感情冲动，性欲亢进，嗜舞，偏执，妄想，自我约束力下降以及出现幻觉和暴力倾向等。该毒品现主要在迪厅、卡拉OK厅、夜总会等公共娱乐场所以口服形式被滥用。

（4）咖啡因。咖啡因系中枢神经兴奋剂，俗称"咖啡精"，是从天然植物咖啡果中提取的生物碱，又称为"咖啡碱"。茶叶、咖啡、可口可乐等饮品都含有咖啡因。咖啡因不仅能直接兴奋大脑皮层，还能直接兴奋延髓，有一定的精神依赖。适度使用有祛除疲劳、兴奋神经的作用，临床上用于治疗神经衰弱和昏迷复苏。大剂量或长期使用会对人体造成损害，引起惊厥，导致心律失常，并可加重或诱发消化性溃疡，甚至导致吸食者下一代智能低下、肢体畸形。一旦停用会出现精神萎靡、浑身困乏疲软等各种戒断症状。

（5）安纳加。学名苯甲酸钠咖啡因，是由苯甲酸钠和咖啡因以近似1：1的比例配制而成的。其中，咖啡因起兴奋神经作用，苯甲酸钠起助溶作用以帮助人体吸收。安纳加作为兴奋型的精神药品，有一定镇痛作用。临床上用于治疗中枢神经抑制以及麻醉药引起的呼吸和循环抑制等症。长期使用安纳加会产生药物耐受性和有与咖啡因相似的药物依赖性和毒副作用。

（6）"麻古"。麻古系泰语的音译，是一种加工后的冰毒片剂，其主要成分是甲基苯丙胺和咖啡因，属苯丙胺类兴奋剂。外观与摇头丸相似，通常为圆形片剂，有玫瑰红、橘红、苹果绿等色，上面印有"R""WY""66""888"等标记。服用麻古后会使人中枢神经系统、血液系统极度兴奋，大量耗尽人的体力和免疫功能。同时，还表现出健谈、性欲亢进等生理上的反应。长期服用会导致情绪低落及疲倦，精神失常，损害心脏、肾和肝，严重者甚至导致死亡。

2. 抑制剂类毒品

（1）FM2。FM2学名为氟硝安定，俗称"十字架"。其具有快速安眠（20

分钟内安眠），作用强烈，效果持久（8～12小时）的特点，也具有成瘾性。FM2服用后，人会嗜睡、昏迷、语意模糊、无知觉、身体瘫软、自我控制力差。高剂量的吸食会产生低血压、呼吸困难、视觉障碍及深度昏迷，如与酒精类和其他镇静催眠药合用后，会加强其毒性，严重时可导致中毒死亡。

（2）三唑仑。三唑仑，又名海乐神、酣乐欣，淡蓝色片，是一种强烈的麻醉药品。口服后可以迅速使人昏迷晕倒，药效比普通安定强45～100倍，服用5～10分钟即可见效，用药2片致眠效果可以达到6小时以上，昏睡期间对外界无任何知觉。服用后还使人出现狂躁、好斗甚至人性改变等情况。

（3）γ-羟丁酸（GHB）。又称"液体迷魂药"或"G"毒，是一种无色、无味、无臭的液体。使用后可导致意识丧失、心率缓慢、呼吸抑制、痉挛、体温下降、恶心、呕吐、昏迷或其他疾病发作。特别是当与苯丙胺类中枢神经兴奋剂合用时，危险性增加。与酒精等其他中枢神经抑制剂合用，可出现恶心和呼吸困难，甚至死亡。

（4）红中、青发。红中、青发是一种白色带苦味无气味粉末，通常为胶囊装。可以口服或注射。有时与酒精、安非他明、海洛因等混合使用，危险性增高。红中、青发可以抑制中枢神经，短期间低剂量服用大多产生松弛与安宁感，有时则感到兴奋并可能出现思想障碍及动作不协调。重剂量使欢欣感加重，说话含糊，行动笨拙，血压下降及呼吸减慢，却常被忽略而导致呼吸停止而死亡。长期服用会导致失眠、长期疲劳，记忆力、判断力及思想受损，抑郁、情绪问题恶化、反应迟钝、呼吸困难、晕眩。易造成心理及生理依赖，耐药性强，产生欢欣感之剂量与致死量差距甚微，长期大量使用者就是小量增加也即可致死。停药3～5天即有典型戒断症状，包括持续性抽搐、头疼、恶心、呕吐、肚子绞痛、发抖、失眠、躁动及姿态性低血压。

（5）地西泮。又名安定，白色结晶性粉末，适用治疗焦虑症及各种神经官能症与失眠、癫痫。长期大量服用可产生耐受性并成瘾。久服骤停可引起惊厥、震颤、痉挛、呕吐和出汗等戒断症状。用药过量，会出现头痛、言语不清、震颤、心动徐缓、低血压、视力模糊及复视等，并伴有嗜睡、疲乏、头昏及共济失调（走路不稳）。超剂量可导致急性中毒，表现为动作失调、肌无力、言语不清、精神混乱、昏迷、反向减弱和呼吸抑制直至死亡等，也可引起神经错乱、关节肿胀和血压下降等。

（6）安眠酮。它在医学上又称甲喹酮、海米那、眠可欣、甲苯喹唑酮，俗称"佛得"，西北地区称"忽悠悠"。药品性状有药片状、胶囊状、粉状。合成的安眠酮一般为褐色、黑色或黑粒状的粉剂，有的是米黄色粉状。安眠酮通过酒精增强作用，具有一种谵妄性的能力，常作为引起幻觉的代用药。小剂量服用安眠酮使服用者从消沉状态进入极端神经质和兴奋状态。大剂量服用会引起中毒，其中毒症状为：头晕、颜面潮红、胸闷、恶心、烦躁不安、四肢麻木，谵语、昏迷，最后呼吸衰竭死亡。安眠酮最小致死量为 2~10 克。服用 150~500 毫克安眠酮后，会有一种发麻的感觉，肌肉放松时能诱使运动机能失调、困倦，欣快感和主观感的变化随之而出现。

（7）止咳水。通常含有可待因、麻黄碱等成分，服用后会出现昏昏欲睡、便秘、恶心、情绪不稳定、睡眠失调等症状。大量服用能抑制呼吸，长期服用可形成心理依赖。戒断症状类似海洛因毒品。吸食者往往最终转吸海洛因，才能满足毒瘾。过量滥用，可导致抽筋、神智失常、中毒性精神病、昏迷、心跳停止及呼吸停顿引致窒息死亡。

3. 致幻剂类毒品

（1）麦角酸二乙基酰胺（LSD）。LSD 是白色无味粉末，常掺杂其他物质并被制成粉剂、药片、胶囊等形式非法使用和出售。LSD 被认为是当代最惊奇、最强烈的迷幻剂，是从北美和欧洲一种黑麦病菌中提取出的生物碱，有强烈的致幻作用，毒性很大，可产生持续幻觉。吸毒者服用该药 30~40 分钟后起效，出现眩晕、头痛、乏力、心跳加速、血压升高、瞳孔放大、恶心和呕吐等反应，2~3 小时左右产生各种幻觉，以幻视最常见，同时出现感知觉歪曲，对周围的声音、颜色、气味及其他事物的敏感性畸形增大，对事物的判断力和对自己的控制力下降或消失。其典型体验有"快乐之旅""倒霉之旅"两种。LSD 的半衰期约 3 小时，主要在肝内代谢，通过肠道排出体外。当药效消失，迷幻期结束后，吸毒者往往会感到严重的忧郁，有些人还会出现幻觉重现现象（闪回症状）。对这种现象的恐惧性反应有时会导致自杀行为。LSD 会使服用者产生顽固的心理依赖性，长期服用会出现药物耐受性。长期或大量服用 LSD 会使记忆力受到损失，出现抽象思维障碍，还有相当严重的毒副作用：大量杀伤细胞中的染色体，携带着遗传基因的染色体被大量破坏将导致孕妇的流产或婴儿的先天性畸形。

（2）苯环己哌啶（PCP）。PCP 是一种合法生产的动物麻醉剂，由于它具有廉价、欣快感强的特点，在欧美、亚洲年轻的吸毒者中多见，被称为"天使尘"。PCP 影响中枢神经系统，少量服用能产生与大多数抑制剂相类似的镇静效果；中等量会出现感觉障碍，产生痛觉、感觉消失现象；而大量服用则会导致惊风、昏迷甚至死亡。对人的行为产生的作用往往不可预测，可能是暴力、错乱倾向，也可能是精神分裂，因此更为危险。由于使吸毒者对疼痛感觉迟钝，精神混乱，在因服用 PCP 所引起的奇怪举动中，丧生的人数比因这种毒品本身毒性导致死亡的人数还要多。服用者往往缺乏辨别方向的能力而在浅水中溺死，或从大楼的窗口摔下，或与慢速的汽车相撞而被压死，或在大火中毙命。吸食 PCP 后，有些人会变得好斗，自己觉得力大无穷，由此而引发犯罪。它主要在迪厅、卡拉 OK 厅和夜总会等公共娱乐场所被一些疯狂的舞迷所滥用。

（3）K 粉。俗称 K 仔，化学名称"氯胺酮"，是一种新型毒品，为白色粉状结晶物，常被制成针剂，在医学上一般作为麻醉剂使用。K 粉能兴奋心血管，具有一定的精神依赖性。成瘾后，在毒品作用下，吸食者会疯狂摇头，很容易摇断颈椎。同时，疯狂的摇摆会造成心力、呼吸衰竭。吸食过量或长期吸食，可对心、肺、神经都造成致命损伤，对中枢神经损伤比冰毒还厉害，出现恶心、呕吐，心率加快，血压升高、幻觉和噩梦、举止失常、判断力失准和动作不协调等症状。

（4）麦司卡林。麦司卡林学名三甲氧苯乙胺，是苯乙胺的衍生物，起效时间比麦角酸二乙基酰胺（LSD）稍慢，服用 2~3 小时后出现幻觉，幻觉持续时间短，大约 1~2 小时即可消失，容易引起恶心、呕吐。吸食麦司卡林的危害主要是导致精神恍惚，服用者可发展为迁延性精神病，还会出现攻击性及自杀和自残等行为。

（5）迷幻蘑菇。多为粉红色片剂，其迷幻成分主要由一种含毒性的菌类植物"毒蝇伞"制成。"毒蝇伞"生长在北欧、西伯利亚及马来西亚一带，属于带有神经性毒素的鹅膏菌科，含有刺激交感神经，与迷幻药 LSD 有相似的毒性成分。药力持久，有吸食者称比摇头丸、K 粉更强烈。吸食后即会出现健谈、性欲亢进等生理异常反应。过量吸食会出现呕吐、腹泻、大量流汗、血压下降、哮喘、急性肾衰竭和休克等症状或因败血症猝死。心脏有问题的人服用后可导致休克或突然死亡。

第二节　吸毒的危害性和违法性

从根本上认识吸毒的危害性，是人们能戒除毒瘾的前提。有副对联很形象地刻画了吸毒对家庭的伤害程度："烟枪一支，未闻炮声震天，打得妻离子散；锡纸半张，不见烟火冲天，烧尽田园房廊。"吸毒在摧残自己的生命的同时，也在祸害家庭，破坏社会的稳定和繁荣。

一、吸毒的危害性

有言道:"吸进的是白色粉末,吐出来的却是自己的生命""剜骨剃髓不用刀,请君夜吸相思膏(相思膏即鸦片)。"这形象地表达出了吸毒的危害性。

(一)吸毒摧残生命

1.对躯体健康的危害

毒品可损害人体的重要组织、器官,干扰、破坏人正常的新陈代谢。

(1)吸毒者死亡率增高。世界上每年约有 10 万人因吸毒而死亡,仅次于因患心脏病和癌症而死亡的人数,居第三位。有资料表明,吸毒者的平均寿命较一般人群短 10~15 年。25% 的吸毒成瘾者会在开始吸毒后 10~20 年内死亡。吸毒人群的死亡率,比正常人群高 15 倍,其中 75% 是 25 岁以下的年轻人。

吸毒者死亡率高的原因有:

① 吸毒过量。过量吸毒引起的死亡占吸毒死亡率的 50% 以上。吸毒过量多发生在年轻的静脉吸毒者身上,常会引起突然死亡,有的死亡发生在注射用药后 15 分钟之内。过量吸毒的常见情况有:脱毒治疗后耐受性下降;初次吸毒使用了长期吸毒的量;黑市毒品纯度不稳定;多药滥用;追求最大限度的快感;戒断症状的影响;等等。

② 自杀。吸毒者的自杀率比一般人群高 10~15 倍。原因有:戒断症状的折磨;吸毒并发症的痛苦;众叛亲离,被家庭和朋友所抛弃;执法人员的监视;贩毒者的威胁;后悔、内疚感的折磨;精神异常;等等。

③ 参与犯罪死于非命。吸毒花费巨大,吸毒者为获得毒资常会参与各种违法犯罪活动,甚至互相残杀。

④ 死于各种并发症。毒品可对中枢神经系统、循环系统、消化系统、造血系统和免疫系统造成直接损伤而引起死亡。据调查,吸毒者化脓性感染的发生率高达 40%,病毒性肝炎、心内膜炎、肾炎和结核病的发生率显著提高,艾滋病的发生率更是高于一般人群(在我国现有的 HIV 感染者中,72% 是通过注射毒品而被传播的);部分吸毒者,可对毒品或毒品添加剂过敏而致过敏性休克死亡。

⑤ 患病后求治不积极致死。吸毒成瘾后,吸毒者生活的中心内容就是获得毒品和使用毒品,他们患病后易致死的主要原因是:不关心身体健康,治疗不及时;毒品掩盖疾病主观症状,延误治疗;生活不规律,不遵守医嘱,影响治疗效果,等等。

⑥ 死于各种意外事件。毒品可影响吸毒者的精神活动，使吸毒者出现感知功能障碍、注意力下降和操作能力下降而导致各种意外事件的发生。

（2）吸毒对消化系统的损害。

① 身体消瘦、营养不良。绝大多数毒品均有抑制食欲作用，有的吸毒成瘾者就是误认为毒品可以用来减肥而开始吸毒的。主要原因有：毒品的抑制食欲作用使饥饿感减弱，引起食物摄入减少；吸毒抑制胃、胆、胰消化液的分泌，影响食物消化吸收；吸食中枢神经兴奋剂使睡眠减少，活动增多；吸毒导致的欣快感、生活规律的改变使进食退居第二位。

② 便秘、肠梗阻。吸食海洛因可引起胃肠蠕动减慢进而引起便秘，这种便秘非常顽固，成为长期令吸毒者痛苦的痼疾。有的吸毒者一周或十余天才大便一次，排便时出血十分常见。胃肠蠕动减慢还可引起肠梗阻。

③ 肝炎：在吸毒者中广泛流行，甚至有人这么认为，"只要是确定的吸毒者，就一定有肝炎"。一般认为，乙型、丙型肝炎都是由于共用注射器而感染。某些毒品特别是一些添加剂还可引起慢性肝功能损害。

（3）吸毒对呼吸系统的损害。吸毒通过三种主要途径对呼吸系统造成损害。

① 经呼吸道吸毒可对呼吸系统发生直接影响。把毒品夹在香烟中以吸烟方式吸食或把毒品放在锡纸上用烫吸法，可对鼻、气管和肺产生局部刺激和损伤，使吸毒者出现支气管炎、哮喘、肺气肿。反复抽吸毒品，还会引起慢性咽炎、鼻炎、鼻中隔穿孔。毒品中的掺杂物也可损害呼吸系统，引起肺栓塞。

② 毒品对呼吸道的特异性毒性作用。海洛因过量或中毒时可发生海洛因性肺水肿，表现为昏迷、呼吸抑制、瞳孔缩小、口唇紫绀，肺部听诊可闻及水泡音、哮鸣音。胸片显示双肺有大小不等的浸润阴影，主要沿肺泡分布，有的则融合成片，偶尔可见胸腔内有渗出表现。吸食可卡因可引起剧烈胸痛和呼吸困难，还可引起肺出血、"快克肺"。

③ 吸毒引起的营养不良和感染对呼吸系统的影响。由于吸毒者普遍体质虚弱，易并发呼吸道感染，肺结核在海洛因吸毒的人群中有较高的发生率。国外报道，吸毒者中活动性肺结核的发生率为3.74%。

（4）吸毒对心血管系统的损害。吸毒可引起各种心律失常和心血管缺血性改变，其表现与不同毒品的药理作用有关。海洛因成瘾者在吸毒后24小时内，55%有异常心电图表现。常见有：心动过缓，心律不齐，严重者可引起心跳停止。细菌性心内膜炎是注射使用海洛因者最常见的并发症之一，如不及时治疗，可引起死亡。可卡因引起心律失常更为常见：注射可卡因短期内即可出现心动过速，也可出现心动过缓，室性早搏、室颤。临床资料提示，有些可卡因中毒病人左心室明显扩大。左室肥厚与心律失常、高血压、猝死和脑血管意外有关。此外，可卡因还可引起冠状动脉粥样硬化、冠状动脉痉挛，导致心肌梗塞。

（5）吸毒对神经系统的损害。吸食有掺杂物的海洛因后，会引起一系列的神经系统病变，如惊厥、震颤麻痹、周围神经炎、弱视、远离注射部位的肌功能障碍。长期吸毒可引起智力减退和个性改变。静脉注射伴有掺杂物的毒品，可直接引起脑血栓。海洛因过量引起的呼吸抑制，会进一步造成脑缺氧，60% 的脑水肿患者是由吸毒过量引起的。吸食海洛因还可引起脑白质病。可卡因是一种致惊厥剂，单剂量即可诱发癫痫发作，重复使用可引起癫痫慢性化。可卡因还可使原有的癫痫表现出来。可卡因滥用可引起颅内出血、抽搐、持续性或机械性重复动作、共济失调和步态异常。

（6）造成性功能障碍。长期吸毒可降低男性血清睾丸素的含量，使精子数量减少，能动性减弱，影响男性的生育能力，同时会出现阳痿、早泄和射精困难。

长期吸毒对女性生理发育造成的影响更为严重，不仅抑制女性特性的发育，而且在吸食毒品后还会发生停经、闭经、痛经，停止排卵和性欲缺乏，或月经不正常，导致无法正常排卵、受孕，即使受孕，胎儿也很难正常发育。吸毒妇女分娩的婴儿死亡率高，吸毒妇女的孩子常常是未足月就出生，其中很大一部分新生儿生下来就有毒瘾，经常出现浑身颤抖、多汗，发出刺耳的尖叫等症状，成为"海洛因"儿童。

（7）吸毒与性病、艾滋病的传播。吸毒与性病、艾滋病紧密相连。吸毒者之间共用注射器以及性滥交，使其易患淋病、梅毒、尖锐湿疣、非淋菌性尿道炎等多种性病以及艾滋病。2002 年国际禁毒日的主题为"吸毒与艾滋病"，充分表明了国际社会对因吸毒导致感染艾滋病问题的高度重视。

2. 吸毒对心理健康的影响

研究表明，吸毒者往往有人格不成熟的表现和人格缺陷的表现，其中低自尊是最为突出的人格特征。他们常常感到自己不被接受，其用药动机源自他们提高自尊的需要及避免自我贬损的态度。研究认为，吸毒者摆脱限制、逃避责任以及对新奇、激动人心的经历的渴求要高于正常人群。也有报道，吸毒者的社会赞同需要得分更高，这意味着他们在滥用药物时更易受到同伴压力的影响。还有研究表明，吸毒者只有有限的未来发展取向，他们往往抱"今朝有酒今朝醉"的生活态度。反社会人格在吸毒者中所占比例较大。美国研究者发现，反社会人格是药物滥用者普遍存在的一种人格障碍，占研究病人的 25%，其中男性为 34%，女性为 15%。

吸毒成瘾后，吸毒者的心理学特征更为明显：外表萎靡不振，面黄肌瘦和衣着不整洁；谈吐时可见思维散漫甚至赘述，注意力难以集中，记忆力明显受损，智力活动较迟钝；情感反应淡漠、沮丧；意志活动减弱，行为趋向退缩，始动性不足，懒散、疲沓，劳动力明显下降；人格改变尤为突出，表现为焦躁易怒、猥琐自卑，对家庭和社会的责任感明显削弱。

（二）吸毒祸害家庭

毒品是家庭和谐的杀手。一个家庭只要有了一个吸毒者，就意味着这个家庭贫穷和充满矛盾的开始。吸毒者往往耗尽收入和积蓄，继而变卖家产，直至家徒四壁、倾家荡产，有的甚至是家破人亡、妻离子散。"烟瘾一来人似狼，卖儿卖女不认娘"，家庭本来是满足人们亲情、天伦之乐的场所，需要靠情爱、尊重、理解、沟通和责任感来呵护、维系。但毒品则是摧毁人们神经系统的麻醉品，是人性的腐蚀剂。它使人变得自私、虚假，没有尊严，不负责任，不知羞耻和人格扭曲。由于吸毒，原本温暖的港湾在毒品的戕害下，逐渐变成了一个痛苦的深渊。"一人吸毒，全家遭殃"，这早已被许多受毒品残害的家庭所证实。

1. 吸毒耗费大量钱财

吸毒者一旦吸毒成瘾，毒瘾便会越来越大，吸食剂量会越来越高。按每人每天吸食 0.5 克海洛因，每克海洛因 600 元计算，上百万登记在册的吸毒者每年需耗资上亿元人民币，更何况实际吸毒人数还不止这个数。据专家估计，我国的实际吸毒人数比登记注册的多几倍。每月 3 000 元～9 000 元的吸毒费用，普通人的工资收入根本不能满足，更何况相当多的吸毒者根本没有职业，有的连最基本的收入都没有。吸毒的高额支出，也使一些原本富裕的家庭维持不了多久就债台高筑，到了一定程度必然要靠变卖家产换取毒品，致使家徒四壁。

2. 吸毒导致家庭破裂

家庭的幸福需要家庭成员共同营造、共同维护。夫妻当中如果有一方吸毒，就会逐步失去其义务或责任观念，做丈夫的不能尽丈夫职责，做妻子的不能尽妻子义务，夫妻反目，最终导致幸福美满家庭的破灭。

吸毒人群的离婚率高得惊人。维系一个正常婚姻需要经济来源及夫妻间彼此的关心、体贴和责任感，这些因素任何一方面欠缺都可能造成婚姻危机。吸毒成瘾后，吸毒者变得十分自私且不诚实，性格变得烦躁易怒，情感变得淡漠厌世，沉溺于对毒品的追求之中。他们淡漠了对配偶的关心体贴，淡漠了对家庭的责任和对子女的教育。他们中不少人虽然一次次地戒毒，但终不能成功，令配偶和家人感到绝望。

维系夫妻良好的关系的另一个因素是和谐的性生活。吸毒者在刚刚开始接触毒品时，可能在短期内出现性欲亢进、性交时间延长的现象，一旦长期吸毒则必然走向另一个极端。在男性吸毒者中，普遍会出现不同程度的阳痿和射精无能等症状；而女性吸毒者则大多会出现严重的内分泌失调，导致月经不调、闭经，不能生育和第二性征明显衰退。以上改变，必然导致性生活失去和谐，导致本已危机四伏的夫妻感情破裂。有的吸毒者还将原来不吸毒的配偶拖下水，造成经济上更大的负担和家庭的彻底摧毁。

3. 吸毒贻害后代

吸毒者的后代，绝大多数生活在支离破碎的家庭，而生长在这种家庭中的孩子无疑缺少家庭关爱，更有甚者是经常受到残酷的虐待。生活在吸毒者家庭中的孩子常常伴有不健康的心理，有的甚至是近乎疯狂的变态心理和精神病态，行为也往往具有攻击性和反抗性。这样的孩子容易走上违法犯罪的道路。

毒品对于孕妇、儿童尤其对于神经系统未成熟的婴幼儿危害更大。如果妇女在妊娠期间滥用海洛因，毒品可经胎盘进入胎儿体内，严重时可引起遗传基因的突变，造成死胎、畸胎。程度较轻的也会在出生后即出现戒断综合征，表现为肌肉震颤、烦躁不安、惊厥发作、呼吸急促和反胃呕吐等一系列症状，成为"海洛因"儿童。

（三）吸毒危害社会

有一杂剧《枪隐居》写道："鸦片烟，真狡狯，这是西洋要将中国害，远从印度运将来，有一座好神州化作烟世界；一方好田地，尽把罂粟栽；一个好人家尽将烟器摆；一条好花街，尽将烟馆排，女子变妖怪，男子变痴呆，未老身先死，已死身不埋。"这是旧中国社会人们吸食鸦片后的真实写照。

当今社会毒品泛滥成灾，已成为世界性的公害。它消耗大量社会财富，影响人类安宁和社会稳定，对人类生存和社会发展构成严重威胁，吸毒已成为我国严峻的社会问题。

1. **诱发犯罪率的上升**

吸毒与犯罪是一对孪生兄弟。改革开放以来，因吸毒造成的各种刑事犯罪案件逐年上升，严重地扰乱社会治安，影响社会稳定，给人民生命财产造成严重威胁和损害。吸毒需要大量金钱，当吸毒者将全部家产挥霍一空后，没有毒资来源，他们就会进行盗窃、拐骗、走私、贩毒、杀人等刑事犯罪活动。

2008 年 10 月，无锡人卢某吸食冰毒后产生幻觉，认为公安机关发现其违法行为，为逃避打击处理，遂在一超市门口持刀劫持一名中年妇女，并扬言要杀死这名妇女。后卢某被警方制服。2008 年，湖北荆州市发生一起枪击案。一名男子在宾馆将一名素不相识的人开枪打伤。事发后查明，嫌疑人正是一名新型毒品吸食者。当天，该男子老是怀疑别人要害他，因此开枪伤人。2008 年 12 月底，南京女子小美（化名）应朋友邀请到江宁区一家迪厅娱乐，其间和陌生男子于某玩骰子喝酒，后被哄骗喝下加了 K 粉的"饮料"并很快出现幻觉，最终被于某骗至车内强奸。

2009 年 7 月 7 日，某省某市一小区发生惊险一幕。吸毒男子胡某将自己 2 岁女儿倒悬在 8 楼窗户外近 5 小时，准备先丢女儿再跳楼，所幸被消防官兵成功解救。该区检察院以涉嫌故意杀人罪对胡某予以批捕。

2. **严重阻碍社会经济发展**

吸毒使我国每年经济损失达 1 000 亿元人民币。吸毒贩毒的肆意横行、泛滥成灾，导致一些地方经济状况严重滑坡，严重阻碍社会经济发展。毒品给社会、给国家造成的经济损失无法估量。如某边境地区，全村 32 户农民，几乎家家有吸毒者，长期以来，劳动力大量丧失，田地无人种植，到处是一片废墟。毒品已成为阻碍该村经济发展的罪魁祸首。

3. **败坏社会风气**

随着毒品渗入，吸毒人员逐渐增多，嫖娼卖淫现象也随之死灰复燃。某地公安机关抓获的卖淫女中，吸毒者竟占 90% 以上。

4. **遗祸国家**

"以史为镜，可以知兴衰"，历史上，我国深受毒品之害。第一次鸦片战争和第二次鸦片战争使中国"丧权辱国"，灾难深重。

5. 严重危害年轻一代

滥用毒品的人群中，74% 是 35 岁以下的青少年。青少年一代肩负着国家强盛、民族兴旺和社会进步的重任，是国家的未来和民族的希望。但是，现在毒品的大量泛滥，使一些青少年在毒品烟雾中沉沦、堕落。毒品直接危害年轻一代的健康成长，这是一个关系到中华民族兴衰成败，关系国家前途和命运的问题。

6. 对生态环境的破坏

毒品与生态环境有着密切关系。首先，毒品多种植在山林和低地丛林，造成这部分地带树木毁坏、土壤流失，使不少稀有的植物物种消失，使动物种群的生存受到影响。其次，非法生产毒品所用的化学试剂大多有毒、易燃、易爆，而地下生产者又操作不规范，这不仅给生产者本人带来中毒的危险，而且由于生产条件差还易产生火灾。再次，毒品种植过程中使用的化肥及毒品加工提炼后的有毒化学废料排入河流后，可造成河水污染，不仅直接影响水中生物，而且危害当地居民的身体健康。

二、吸毒的违法性

从毒品传入中国的时候起，人们就已经认识到它的危害性，也许最初的认识只是出于好奇：怎么会有瘾呢？为什么吸食后很难戒掉呢？当看到因吸食鸦片形容日见枯槁乃至消亡的时候，当看见因鸦片家破人亡的时候，人们终于明白：此乃洪水猛兽！于是禁烟开始。

在中国禁毒史上，1813 年以前的立法条例都规定种毒、制毒和贩毒是违法行为，要坚决予以打击，但对于吸毒没有做违法惩处规定。

吸毒违法始于 1813 年。当年嘉庆颁旨《吸食鸦片烟治罪条例》。条例规定，军中官员买食鸦片者革职，并且杖一百，枷两个月；士兵和文官吸毒的，均杖一百，枷号一个月；太监吸毒者枷号两个月并发往黑龙江为奴。这道禁令与以前有关鸦片的禁令相比，除了重申惩治贩运者外，新增了惩治吸食者的条例。这是中国法令史上第一道惩办鸦片吸食者的法令，在禁毒史上具有创始意义。

由于吸毒屡禁不止，1831 年，清政府又规定，吸毒者杖一百、枷号两个月，若不如实招供，除杖一百外，还要判处三年有期徒刑；朝廷官员以及在衙门当差的人吸毒者，罪加一等；限期内不戒毒者一律判处死刑。

1839 年 6 月 15 日，清廷颁布了《钦定严禁鸦片烟条例》。条例明确规定，吸食鸦片者均限一年半以内戒除烟瘾，逾期未戒，无论官民概拟绞监候（绞监候是清代的一种死刑执行方式，即虽被判处绞刑，但不立即执行，而是先收押，一段时间之后再执行绞刑）。平民吸食鸦片在一年半限内者，拟杖责和流徙；如系旗人，除名旗档；职官在限内吸鸦片，发往新疆充苦差；兵丁在限内吸鸦片，发往近边充军；幕友、差役在限内吸鸦片，较平民罪加一等；宗室有吸鸦片者，发往盛京严加管束，如系职官或有爵位，革职革爵，发往盛京永不叙用。如犯在一年半限后，照新定章程加重拟绞监候。

1927 年，国民政府定都南京，上海的中华国民拒毒会代表各界群众发表宣言，呼吁在全国禁烟，同时向国民政府递交了禁烟请愿书，共提出 8 项建议。其中有：请训令各省在各县成立勒戒所，调查烟民，分批勒令戒断毒瘾，年老患病一时未能戒绝者，实行注册管理，按年递减，限期肃清；请通令所属文武官吏、海陆军人以身作则，凡染有烟瘾者一律辞退；请通令各省区中小学校教科书中加入拒毒教育内容。

1935 年 4 月，国民政府颁布《禁毒实施办法》。该办法规定：吸用烈性毒品及施打吗啡针者，限于 1935 年内自行投戒，如查获未经投戒者，拘送戒毒所勒戒；1936 年内如仍有未经投戒而私吸者，除勒戒外，并处以五年以上有期徒刑；自 1937 年起，凡有吸用毒品及施打吗啡针者，一律处以死刑或无期徒刑。此外，凡制造、运输、贩卖烈性毒品者，依法处以死刑，从犯按情节轻重，处五年以上十二年以下有期徒刑或无期徒刑。公务员对于制造、运输、贩卖烈性毒品有帮助者，概处死刑。自 1937 年起，凡制造、贩卖烈性毒品者，无论主犯还是从犯，一律处死刑。

1963 年 5 月 26 日，中共中央颁布《中央关于严禁鸦片、吗啡毒害的通知》，规定严惩私藏毒品、吸食毒品、种植罂粟、私设地下烟馆和贩卖毒品等犯罪行为；规定对吸毒犯应强制戒毒，对已吸食鸦片或打吗啡针等毒品成瘾者，必须指定专门机构严加管制，在群众监督下，有计划、有组织、有步骤地限期强制戒除，在吸毒严重的地区可以集中戒除；规定凡自己吸食毒品，但自动交出毒品并坦白交待其犯罪行为者，可从宽处理。

1973 年 1 月 13 日，国务院又颁发了《关于严禁私种罂粟和贩卖、吸食鸦片等毒品的通知》。该通知重申 1950 年《关于严禁鸦片烟毒的通令》，要求发动群众同私种罂粟和贩卖、吸食鸦片等毒品的违法犯罪行为作斗争，规定严惩偷运、贩运毒品犯罪行为，对吸毒者实行强制戒毒。

1990 年 12 月 28 日，全国人大常委会通过《关于禁毒的决定》。该决定第八条规定，吸食、注射毒品的，由公安机关处十五日以下拘留，可以单处或者并处二千元以下罚款，并没收毒品和吸食、注射器具；吸食、注射毒品成瘾的，除依照前款规定处罚外，予以强制戒除，进行治疗、教育；强制戒除后又吸食、注射毒品的，可以实行劳动教养，并在劳动教养中强制戒除。

1995年1月12日，国务院发布《强制戒毒办法》，对需要送入强制戒毒所的吸食、注射毒品成瘾人员（以下简称戒毒人员）实施强制戒毒，强制戒毒期限为3个月至6个月。

1997年3月，新修订的《中华人民共和国刑法》第三百四十八条规定：非法持有鸦片一千克以上、海洛因或者甲基苯丙胺五十克以上或者其他毒品数量大的，处七年以上有期徒刑或者无期徒刑，并处罚金；非法持有鸦片二百克以上不满一千克、海洛因或者甲基苯丙胺十克以上不满五十克或者其他毒品数量较大，处三年以下有期徒刑、拘役或者管制，并处罚金；情节严重的，处三年以上七年以下有期徒刑，并处罚金。第三百五十三条，"引诱、教唆、欺骗他人吸食、注射毒品的，处三年以上七年以下有期徒刑、拘役或者管制，并处罚金；情节严重的，处三年以下有期徒刑，并处罚金。强迫他人吸食、注射毒品的，处三年以下有期徒刑、拘役或者管制，并处罚金。引诱、教唆、欺骗或者强迫未成年人吸食、注射毒品的，从重处罚。"

2002年4月12日，公安部印发《公安机关办理劳动教养案件规定》通知，对年满十六周岁"吸食、注射毒品成瘾，经过强制戒除后又吸食、注射毒品的，应当依法决定劳动教养"。第44条规定，"决定劳动教养的期限，应当与违法犯罪嫌疑人的违法犯罪事实、性质、情节、动机、社会危害程度及应当承担的法律责任相适应，确定为一年、一年三个月、一年六个月、一年九个月、二年、二年三个月、二年六个月、二年九个月或者三年。"

2003年5月20日，中华人民共和国司法部发布《劳动教养戒毒工作规定》，对因吸食、注射毒品被决定劳动教养的人员，以及因其他罪错被决定劳动教养但兼有吸毒行为尚未戒除毒瘾的劳动教养人员（简称戒毒劳动教养人员）的管理、治疗和教育工作作了具体规定。

2005年8月，全国人民代表大会常务委员会第十七次会议通过《中华人民共和国治安管理处罚法》第七十二条规定："有下列行为之一的，处十日以上十五日以下拘留，可以并处二千元以下罚款；情节较轻的，处五日以下拘留或者五百元以下罚款：（一）非法持有鸦片不满二百克、海洛因或者甲基苯丙胺不满十克或者其他少量毒品的；（二）向他人提供毒品的；（三）吸食、注射毒品的；（四）胁迫、欺骗医务人员开具麻醉药品、精神药品的。"

2007年12月29日，第十届全国人民代表大会常务委员会第三十一次会议审议通过《中华人民共和国禁毒法》（以下简称《禁毒法》），并于2008年6月1日起施行。《禁毒法》的颁布实施，对预防和惩治毒品违法犯罪行为，保护公民身心健康，维护社会秩序，具有十分重要的作用。禁毒法将强制戒毒和劳动教养戒毒整合为强制隔离戒毒。为了加强对吸毒人员的管理和帮教，提高戒毒的成效，《禁毒法》针对吸毒人员的不同情况，分别规定了自愿戒毒、社区戒毒和强制隔离戒毒三种方式。

第三节　禁毒及戒毒希望

通过前面两节介绍，我们明白了：毒品是有毒的，吸毒是有害的，戒毒是必须的。毒品已经成为危害身体健康、破坏家庭幸福、阻碍社会发展的毒瘤，必须坚决予以割除，这已经成为全球共识。严厉打击走私、贩卖、运输、制造毒品的犯罪活动，禁止吸毒、帮助吸毒人员戒毒等已经成为全球的共同行动。

在我国，禁毒工作被列为人民战争，禁毒工作实行全民动员、全民参与。对毒品犯罪活动坚决打击，决不手软。

禁毒是一项系统工程，禁毒过程包括从源头的种植和制造，到中途的走私运输和贩卖，再到终端的吸食。禁种、禁制、禁贩和禁吸，每一环节都必须严格禁止、严厉打击。从这一过程看，戒毒工作属于禁毒工作的一个部分。

一、有毒必肃

（一）我国历史上的禁毒斗争

我国历史上的禁毒实际上是禁止鸦片的泛滥。

鸦片原名阿芙蓉，也称阿片，俗称大烟，因此禁毒就是"禁烟"。鸦片的原产地位于南欧、小亚细亚一带。早在石器时代晚期，生活在那里的人们已经栽培罂粟作为植物观赏，以后发现不仅妖艳花叶的罂粟令人赏心悦目，而且其果浆具有麻醉、提神、止泻和辟瘴的医疗效用。于是，他们在罂粟果浆未成熟时，将它的外壳割破，采集乳汁晒干，制成膏状药物而成鸦片。

约在 2 000 年前，将罂粟作为主剂的药品已在埃及、希腊、罗马、波斯和土耳其等地流行，后又流传到威尼斯、伊斯坦布尔等地。据史料记载，阿拉伯人在征服欧、亚、非三大洲的过程中，使用大麻叶制成兴奋剂供给军队，以增强战斗力。唐代时期，阿拉伯人与中国的贸易来往十分频繁，他们带来了象牙、棉花、白糖，也带来了罂粟和鸦片。

雍正七年（1729 年），中国颁布了世界上第一个禁烟令。当时中国已初步形成了一个吸食鸦片的阶层，为了解决这个还不算太严重的社会问题，中国政府颁布了查禁鸦片的谕旨，这是世界上第一个禁烟令。谕旨规定：不准销售鸦片，违禁者枷号一月，发配充军；私开烟馆者，首犯判役刑监候，从犯杖责一百，流放边疆。并责令地方官员及海关监督，如有不切实履行职责，纵容私运者，要严加处罚，不得宽贷。这标志着中国禁毒史的开始。然而，这些法令虽对贩卖鸦片及开放烟馆课以重刑，但未对鸦片的输入和吸食作任何禁止，因此，烟商为牟取暴利，公然违反中国政府的禁烟令，发动了大规模的鸦片走私。特别在葡萄牙人贩卖鸦片的二百余年中，鸦片输入中国数量从 1729 年的 200 箱增加到 1773 年的 1 000 箱。之后，荷兰人到我国台湾传播鸦片与烟草拌和吸食的方法，直至发展到单独吸食。从此，殖民者开始大量倾销鸦片，遂使当时的中国陷入了黑潮毒物之中。

道光年间（1820—1850 年），清朝政府多次颁布制止鸦片流毒的谕旨，贩入中国的鸦片数量仍在逐年上升。1838 年 6 月，清朝政府中以林则徐为代表的有识之士，纷纷上书请求禁烟。林则徐在给道光皇帝的奏折中指出：鸦片泛滥将使"中原几无可以御敌之兵，且无可以充饷之银"。林则徐等大臣促使道光皇帝下了禁烟的决心。

1838 年 12 月，道光皇帝任命林则徐为钦差大臣，前往广东查禁鸦片。林则徐会同两广总督邓廷桢、水师提督关天培等惩治烟贩，整顿海防，明令外国商人交出鸦片，并将英美商人的两万多箱（约 120 万公斤）鸦片在虎门付之一炬。虎门销烟后，英国商务监督查理·义律为了维持对华的鸦片贸易，请求英国政府对中国采取军事行动。1840 年 2 月，英国政府组成一万五千多人的东方远征军，包括 48 艘军舰，540 门大炮，聚集广州海面，封锁珠江口，鸦片战争爆发。历时两年多的第一次鸦片战争以清政府的失败而告终。8 月 29 日，清政府被迫在英国炮舰上签订了《南京条约》。这是中国近代史上第一个丧权辱国的不平等条约。

1856 年（咸丰六年）10 月，英法两国为了扩大其在华权益，实现鸦片贸易合法化，又向中国发动了第二次鸦片战争。战争再次以清政府被迫妥协而告终，清廷签署了一系列丧权辱国的条约，如《天津条约》《海珲条约》和《北京条约》，丧失了巨大的权益和割让了大片的领土。第二次鸦片战争之后，鸦片贸易合法化，国内开始广泛种植罂粟。

1917 年后，国内再度动荡，各地军阀为增强实力，以鸦片烟税为财源，竞相开放烟禁。

1935 年 4 月，国民政府民事委员会向全国发布禁烟通令，并公布《禁烟实施办法》。禁种方面，规定了绝对禁种、分期禁种、分年减种直到肃清的计划。禁吸方面，以 1935 年最后登记截止人数为准，按烟民年龄依次勒戒，分为五期，以一年为一期，每年烟民人数至少递减 1/5，至 1940 年底完全戒绝。禁运、禁售方面，按照分期戒吸的需要，由禁烟督察处实行公运，严禁私运。

中华人民共和国宣告成立后，人民政府毅然决定在全国开展禁烟禁毒运动。1950 年 2 月，中央人民政府政务院第 21 次政治会议通过决议，向各地政府发出《关于严禁鸦片烟毒的通令》。通令要求各级人民政府设立禁烟禁毒委员会，严厉禁种罂粟。通令郑重宣布，从通令颁布之日起，凡继续贩运、制造、和销售毒品者要从严治罪，凡散存民间的烟土毒品，限期交出。所有吸毒瘾民限期向有关部门登记，并定期戒除。政务院禁毒通令发布后，各级人民政府立即行动，纷纷成立禁烟禁毒委员会，全国各地进行了轰轰烈烈的禁毒工作。在禁运与禁售方面，各地广泛动员，要求毒贩向政府自首，限期交出毒品；查封各种烟馆，收缴烟毒烟具。在禁吸方面，各地利用人民代表大会、农民协会、居民小组等基层组织与团体，深入烟民家中宣传政府的禁吸政策，在此基础上进行烟民登记，举办烟民学习班，施行戒毒。经过两年的努力，至 1952 年春，全国鸦片种植基本禁绝，贩卖烟毒与吸食烟毒的现象大大减少，烟毒泛滥的势头得到有效的控制。

1952 年春，中共中央决定，再次发动声势浩大的禁毒运动，彻底清除毒品。4 月 15 日，中共中央发布《关于肃清毒品流行的指示》。1952 年 8 月，全国性的禁毒运动展开，各地受教育的群众达 7 459 万人，缴获毒品 400 万两，还收缴大批制造、贩卖烟毒的工具和枪支弹药。全国共查处毒犯近 37 万人，其中逮捕 8 万余人，有 880 名罪大恶极的毒犯被判处死刑，其余毒犯有的被判刑，有的被劳改，有的被管教，有的经改造后被释放。对那些难以自行戒除烟毒的瘾民，实行在戒毒所强制戒毒的方式，中央政府为此拨出专款 290 亿元（旧币）。到 1952 年底，瘾民大多戒掉了毒。此后的一两年时间内，全国范围内基本消除了吸毒现象。

新中国用三年左右的时间基本上禁绝了鸦片的种植、贩卖、吸食活动，肃清了两百多年来泛滥成灾屡禁不止的鸦片烟毒，结束了被称为"东亚病夫"的民族屈辱时代。此后 30 年间，毒品在中国基本绝迹，中国以公认的"无毒国"而享誉世界。

（二）新形势下我国的禁毒战争

1. 禁毒形势严峻

20 世纪 80 年代初，受国际毒潮泛滥的影响，在我国已经绝迹近三十年的毒品死灰复燃。80 年代末，主要是过境贩毒，危害在局部地区，90 年代以来，过境贩毒与国内消费并存，毒品危害骤然加剧。

目前，我国禁毒形势异常严峻，主要表现在：

第一，制贩毒活动猖獗。"金三角""金新月"等地毒品向我国走私渗透进一步加剧，国内制贩毒活动依然突出。

第二，吸毒人数增加。据全国吸毒人员信息数据库显示，截至 2009 年底，全国累计登记吸毒人员已超过百万名。

第三，新型毒品泛滥。从全国各地公安机关缴获毒品的情况看，新型毒品的缴获数量持续上升，局部地区已开始超过海洛因。滥用冰毒、氯胺酮等新型毒品人数增长较快，占吸毒人员总数的 21.2%。在公安机关新发现的吸毒人员中滥用新型毒品的占 47.8%，滥用新型毒品人员以 35 岁以下青少年为主体，并逐步由社会闲散人员向企业员工、个体老板、演艺人士等各阶层发展蔓延。

2. 禁毒态度坚决

尽管禁毒形势严峻，但中国政府禁毒的态度异常坚决。政府制定的禁毒方针是"禁吸、禁贩、禁种、禁制"，"四禁并举、堵源截流、有毒必肃、贩毒必惩、吸毒必戒、种毒必究"。

2007 年，外国人阿克毛携带 4 公斤海洛因在乌鲁木齐机场被捕，此后被中国政府判处死刑。阿克毛所属国政府曾 10 次出面为他求情，要求中国政府"刀下留人"，中国政府面对其所属国政府的"震惊"和"失望"，面对欧盟"最强烈谴责"，仍然于 2009 年 12 月 29 日在乌鲁木齐对阿克毛执行死刑。

2010 年 4 月，日本社民党党首希望中国政府能够停止对日本毒贩赤野光信（65 岁）执行死刑，日本政府也通过日本驻华大使馆向中国外交部表示"关切"和"遗憾"。但中国政府严惩毒贩的决心丝毫未动摇，仍然按中国法律对赤野光信执行了死刑。

以上两件事可以证明：与其他国家和地区相比，我国制定的禁毒法律、法规最严厉，惩处毒品犯罪态度最坚决。《中华人民共和国刑法》（1997 年 3 月修订）规定的毒品犯罪就有十大罪名：走私、贩卖、运输、制造毒品罪；非法持有毒品罪；包庇毒品犯罪分子罪；走私制毒物品罪；非法种植毒品原植物罪；非法买卖、运输、携带、持有毒品原植物种子、幼苗罪；引诱、教唆、欺骗他人吸毒罪；强迫他人吸毒罪；容留他人吸毒罪；非法提供麻醉药品、精神药品罪。

3. 禁毒措施得力

针对我国毒品的滥用形势，我国政府采取了坚决的禁毒方针，制定了相应的对策和措施。

（1）成立国家禁毒委员会。1990年，国务院决定成立国家禁毒委员会，统一领导全国禁毒工作。1998年，国务院批准公安部成立禁毒局。

（2）协调加强禁毒工作。国家禁毒委员会下设禁毒宣传教育、缉毒侦察情报、禁吸戒毒、社区药物维持治疗、麻醉药品和精神药品管理、易制毒化学品管理、解决境外毒源地问题基本政策研究、境外罂粟替代种植和发展替代产业等8个工作小组，并建立工作小组联席会议机制，经常开展联席会议，共同研究、部署和推动禁毒各领域工作的开展，形成了齐抓共管、综合治理毒品问题的良好格局。

（3）颁布法律法规。现行禁毒法律主要有：《中华人民共和国刑法》（1979年通过，1997年修改，第六章第七节增加"走私、贩卖、运输、制造毒品罪"）；《关于禁毒的决定》（1990年12月全国人民代表大会常务委员会通过，共16条）；《治安管理处罚条例》（1994年，增加第24条"禁吸"和第31条"禁种"）；《中华人民共和国禁毒法》（2007年12月全国人民代表大会常务委员会通过，专门法典。以下简称《禁毒法》）。

制定的禁毒法规主要有：《麻醉药品管理办法》（1987年）；《精神药品管理办法》（1988年）；《强制戒毒办法》（1995年）；《戒毒药品管理办法》（1995年）；《强制戒毒所管理办法》（2000年）；《劳动教养戒毒工作规定》（2003年）等。

（4）加强对毒品犯罪案件的侦破缉查工作。公安、海关部门加强缉毒队伍建设，改进装备，严厉打击走私、贩卖、运输、制造毒品的犯罪活动。

（5）加强禁毒宣传工作。政府以"不让毒品进校园""职工拒绝毒品零计划""青少年远离毒品""不让毒品进我家"等等品牌活动为载体，以"6.3"虎门销烟纪念日、"6.26"国际禁毒日等为契机，全面推动禁毒宣传教育工作进学校、进社区、进单位、进家庭、进场所和进农村，有力提高了全民禁毒意识和抵制毒品能力。动员全社会力量参与禁毒斗争，营造了禁毒人民战争的浓厚社会氛围。

（6）成立戒毒机构，强制戒毒。国家禁毒委员会部署在全国范围内开展吸毒人员排查登记和管控行动。各地区、各有关部门充分利用社区戒毒、强制隔离戒毒、场所康复、社区康复和社区药物维持治疗等戒毒模式，认真落实戒治、康复和帮教等挽救措施，使一大批吸毒人员戒断了毒瘾，回归了社会。

（7）加强科研与技术指导。国务院批准卫生部于1984年建立了中国药物依赖性研究中心，1988年建立中国药物依赖治疗中心，1990年建立国家麻醉品实验室，以加强科研和技术指导。毒品的检测、监控、评估等技术越来越现代化。

（8）成立禁毒基金。国家建立了中国禁毒基金会，中国医学基金会设立戒毒专项基金，为禁毒、戒毒事业服务。

（9）国际合作。我国与联合国禁毒基金、联合国禁毒署、国际麻醉品管制局、世界卫生组织、亚太经社理事会等单位以及有关国家开展了禁毒合作，积极参与国际禁毒事务，完善双边禁毒国际合作法律基础和合作机制，深化国际情报交流与执法合作，积极拓展对外经验交流和执法培训，国际合作取得了积极成果。

4. 禁毒成效显著

自2005年4月部署全国开展禁毒人民战争以来，各地区、各有关部门按照国家禁毒委员会统一部署，紧紧依靠广大人民群众，充分动员社会力量，精心组织禁毒预防、禁吸戒毒、堵源截流、禁毒严打和禁毒严管五大战役，推动禁毒人民战争全面深入开展，取得了明显成效，实现了预期目标。经过三年的禁毒人民战争，有效遏制了毒品来源、毒品危害和新吸毒人员大量滋生，扭转了一些地方毒情严重的状况，禁毒斗争形势整体上有了明显好转，出现了"金三角"地区罂粟种植面积大幅下降，缅北地区海洛因流入我境明显减少，国内消费市场海洛因供应明显紧缺，重点易制毒化学品走私出境明显减少，国内非法种植罂粟基本禁绝，现有海洛因消费规模逐步萎缩，新滋生吸食海洛因人员增幅明显减缓和海洛因造成的社会危害明显减轻等一系列重大可喜变化。

与20世纪90年代高峰期相比，新滋生吸食海洛因人数已得到有效控制，年均增长幅度已从30%降至5.6%，现有海洛因消费规模逐步萎缩。55.4%的海洛因成瘾人员落实了戒毒、帮教等措施，有近6万名吸食海洛因人员戒断毒瘾3年以上，海洛因造成的社会危害明显减轻，全国经共用注射器吸毒传播艾滋病的比例从2001年的68.7%降至38.5%。

二、吸毒必戒

毒品泛滥的源头在哪里？是因为种植了罂粟？不是！源头在于：有人吸毒，毒品就有消费市场。只要有市场，毒品就难绝。因此，禁止吸毒，帮助吸毒人员戒毒，彻底消除吸毒现象，才是禁毒工作的根本。

（一）戒毒工作的组织与保障

1. 戒毒工作的组织

根据《禁毒法》和有关法律的规定，依法对吸毒成瘾人员戒除毒瘾。戒毒是教育和挽救吸毒人员，保护公民身心健康，维护社会秩序的需要。帮助吸毒成瘾人员戒除毒瘾，是全社会的共同责任。

国家禁毒委员会负责组织、协调公安部门、司法行政部门、卫生行政部门制定保障社区戒毒、强制隔离戒毒和社区康复有效衔接的工作制度。

县级以上人民政府应当建立"政府统一领导，同级禁毒委员会组织、协调、指导，各相关部门履行法定职责，社会力量广泛参与的戒毒工作机制和责任制"。

县级以上人民政府应当将戒毒工作纳入国民经济和社会发展规划，推动建立以戒毒医疗机构、强制隔离戒毒机构和戒毒康复机构为骨干，社区为基础，家庭为依托，具备治疗、康复、救助、指导和服务功能的戒毒工作体系。

县级以上人民政府应当根据戒毒工作的需要，建立戒毒工作经费保障制度，保障戒毒医疗机构、强制隔离戒毒场所、戒毒康复场所的建设经费和被强制隔离戒毒人员的医疗费和生活费以及戒毒科研的经费。戒毒康复人员劳动收益不能满足基本生活、治疗需要的，不足部分，当地人民政府应予以补贴。

2. 戒毒工作的保障

国家禁毒委员会和省级禁毒委员会根据戒毒工作的需要，制定戒毒工作规范，培养各类戒毒专业人员，建立和完善发展戒毒专业队伍的制度和政策。

县级以上人民政府可以建立戒毒专业服务组织。戒毒专业服务组织是为戒毒人员提供专业服务的法人组织，由社会出资或者政府和社会共同筹集资金依法设立，也可以由政府财政全资设立。戒毒专业服务组织依照法律、法规及社团章程开展活动，为戒毒人员及其家庭免费提供以下服务：戒毒知识辅导和法律援助；戒毒医疗指导、应急救助和转诊服务；戒毒人员的就学、就业援助；心理康复的辅导、咨询；为戒毒人员修复家庭、社会关系提供必要的帮助；面向公众开展禁毒宣传教育；为戒毒人员选择社区戒毒、社区康复的地点提供帮助；应急生活救助；协助禁毒委员会开展戒毒专业工作、禁毒志愿者的组织、培训班和管理工作。戒毒专业服务机构不得从事经营性活动。

戒毒人员应当接受全程戒毒治疗，遵守法律法规、戒毒协议和戒毒场所规定。

对符合条件的吸毒成瘾人员在社区戒毒、康复期间的戒毒治疗和生活保障应当纳入公共医疗服务保障和最低生活保障体系。

吸毒成瘾人员在治疗、康复中因面临困难可能中断治疗的，可以求助当地乡镇人民政府、城市街道办事处和戒毒服务机构或戒毒康复场所。

（二）戒毒人员的权利与义务

1. 戒毒人员的权利

戒毒人员的合法权益受法律保护。禁止歧视、虐待和侮辱戒毒人员。戒毒人员在入学、就业和享受社会保障等方面不应受歧视，教育、劳动和社会保障、民政等部门应当给予必要的指导和帮助。

2. 戒毒人员的义务

戒毒人员应当接受全程戒毒治疗，遵守法律法规、戒毒协议和戒毒场所规定。

涉嫌吸毒的人员应当配合公安机关的检测。拒不接受检测的，经县级以上人民政府公安机关或者其派出机构负责人批准，可以强制检测。吸毒嫌疑人对检测结果提出异议的，公安机关应当将检测样品交由上一级公安机关的物证检验鉴定机构进行复检。

（三）戒毒的基本形式

《禁毒法》丰富了戒毒的形式，构建了戒毒的立体网络。在戒毒形式上，从横向看，有主动的自愿戒毒和国家组织实施的被动的强制戒毒；从纵向看，有社区戒毒、强制隔离戒毒和社区康复。

1. 社区戒毒

（1）社区戒毒的含义。顾名思义，"社区戒毒"就是通过社区在社区进行的戒毒方式。社区戒毒是指司法行政机关在社区戒毒战略思想指导下，优化配置社区矫治工作机构与司法资源，协调各相关部门运作，针对吸毒成瘾者建立的一种科学的矫治工作系统。

（2）社区戒毒的组织。《禁毒法》规定："对吸毒成瘾人员，公安机关可以责令其接受社区戒毒。同时，通知吸毒人员户籍所在地或者现居住地的城市街道办事处、乡镇人民政府。社区戒毒的期限为三年"；"城市街道办事处、乡镇人民政府负责社区戒毒工作。城市街道办事处、乡镇人民政府可以指定有关基层组织，根据戒毒人员本人和家庭情况，与戒毒人员签订社区戒毒协议，落实有针对性的社区戒毒措施。公安机关和司法行政、卫生行政、民政等部门应当对社区戒毒工作提供指导和协助"；"城市街道办事处、乡镇人民政府，以及县级人民政府劳动行政部门对无职业且缺乏就业能力的戒毒人员，应当提供必要的职业技能培训、就业指导和就业援助"。

（3）社区戒毒的对象。吸毒成瘾人员具备下列情形之一的，公安机关可以责令其接受社区戒毒：因吸毒被公安机关初次查获，本人有戒除毒瘾愿望，能主动配合治疗，且有固定住所，具备帮教条件的；有稳定的工作、生活来源和固定住所或在校学生，具备帮教条件的；怀孕或者正在哺乳自己不满一周岁婴儿的妇女；不满十六周岁的未成年人；已满十六周岁不满十八周岁，初次查获吸毒的；六十周岁以上的；有严重疾病或生活不能自理的；其他不适宜强制隔离戒毒的。

（4）社区戒毒的优势。在社区戒毒过程中，可以使吸毒成瘾者切身感触家庭、朋友、邻里和社会的关爱，有效克服被歧视感、被遗弃感，有效避免产生反社会心理。如果表现良好，更容易增进社会认同，获得社会信任。此外，合适的戒毒计划与治疗模式可以使他们的社会生活能力得到提高，人格与尊严能得到更好地维护，有利于他们真正快速地融入社会。建立社区戒毒模式，是针对传统封闭性戒毒模式所存在的弊端，调动社会资源的一项重要举措，是戒毒工作人性化、社会化和科学化的体现。

2. 强制隔离戒毒

强制隔离戒毒是依法通过行政强制措施，对吸食、注射毒品成瘾人员在一定时期内，进行生理脱毒、心理矫治、适度劳动、身体康复，开展法律和道德教育的一项重要措施。强制隔离戒毒的对象主要是不服从社区戒毒、社区戒毒效果差的吸毒成瘾人员。对吸毒成瘾人员实施强制隔离戒毒，由县级以上人民政府公安机关决定。

3. 社区康复戒毒

强制隔离戒毒不一定是戒毒过程的终点。《禁毒法》第四十八条规定：对于被解除强制隔离戒毒的人员，强制隔离戒毒的决定机关可以责令其接受不超过三年的社区康复。社区康复参照本法关于社区戒毒的规定实施。

《禁毒法》第四十九条规定：县级以上地方各级人民政府根据戒毒工作的需要，可以开办戒毒康复场所；对社会力量依法开办的公益性戒毒康复场所应当给予扶持，提供必要的便利和帮助。戒毒人员可以自愿在戒毒康复场所生活、劳动。戒毒康复场所组织戒毒人员参加生产劳动的，应当参照国家劳动用工制度的规定支付劳动报酬。

戒毒人员具有下列情形之一的，县级以上公安机关或司法行政部门可以建议其到戒毒康复场所执行社区戒毒或社区康复：无家可归或没有固定住所的；无生活来源的；无业可就或者缺乏就业条件需要进行再就业培训的；不具备设立社区戒毒或者社区康复监护小组条件的；因患病需要继续康复治疗的；其他需要安置在戒毒康复场所的。

县级以上人民政府开办的戒毒康复场所应当具备生活服务、康复或者生产劳动、康复治疗和教育培训等基本功能，实行社区化管理，建立健全戒毒康复管理制度，严禁毒品流入。戒毒人员自愿申请，并与戒毒康复场所签订协议，可以到戒毒康复场所进行社区康复。

在戒毒康复场所内的戒毒人员可自愿申请解除协议离开戒毒康复场所。对被责令社区戒毒或社区康复尚未解除的人员自愿离开戒毒康复场所的，应由戒毒康复场所报经社区戒毒或者社区康复决定机关同意，转到社区执行剩余的期限。

4. 自愿戒毒

自愿戒毒是指吸毒人员自愿到社会上开设的戒毒机构戒除毒瘾。《禁毒法》第三十六条规定，吸毒人员可以自行到具有戒毒治疗资质的医疗机构接受戒毒治疗。自愿戒毒模式是吸毒人员愿意选择的一种体面的戒毒方式，主要目的是帮助吸毒人员生理脱瘾，它有专门的戒毒医疗机构，有一套完整的戒毒体系和一批专业的医护人员，有助于戒毒者自我戒毒。

三、戒毒有望

人们常说"一朝吸毒、终身戒毒"，吸毒者也说自己一生只坐两种车——囚车和灵车。这些说法都强化了"毒瘾戒不了"在人们心中的印象，使吸毒者的亲人失去希望，让戒毒者失去信心，甚至成为部分吸毒人员不愿戒毒的借口和托辞。那么，毒瘾到底能不能戒呢？许多成功戒毒的事例已经摆在面前，可以肯定地告诉大家：毒瘾，能戒！

国家的高度重视和全力支持，社会各界人士的援助之手，家庭亲人的热切期盼和真挚爱心告诉吸毒者：应该戒毒，吸毒者能够戒毒！最关键的是吸毒者自己对新生活的渴求要永不泯灭，应该坚信自己的毅力能战胜毒魔，应该对未来美好的前途充满信心。

（一）政府保障

为了保护公民身心健康，维护社会治安秩序，最终消除毒品危害，我国政府高度重视并大力开展禁吸戒毒工作，采取强制戒毒与社会帮教相结合的综合戒毒治疗康复措施，努力教育挽救吸毒人员。

1. 戒毒法律保障

政府通过立法，完善法规，依法保障戒毒人员的各种权利。

《禁毒法》规定：国家采取各种措施帮助吸毒人员戒除毒瘾，教育和挽救吸毒人员。强制隔离戒毒场所对有严重残疾或者疾病的戒毒人员，应当给予必要的看护和治疗，对患有传染病的戒毒人员，应当依法采取必要的隔离、治疗措施，对可能发生自伤、自残等情形的戒毒人员，可以采取相应的保护性约束措施；强制隔离戒毒场所管理人员不得体罚、虐待或者侮辱戒毒人员；戒毒人员的亲属和所在单位或者就读学校的工作人员，可以按照有关规定探访戒毒人员；戒毒人员经强制隔离戒毒场所批准，可以外出探视配偶、直系亲属；执行强制隔离戒毒一年后，经诊断评估，对于戒毒情况良好的戒毒人员，强制隔离戒毒场所可以提出提前解除强制隔离戒毒的意见，报强制隔离戒毒的决定机关批准；在检查邮件时，应当依法保护戒毒人员的通信自由和通信秘密。

《禁毒法》特别强调：戒毒人员在入学、就业和享受社会保障等方面不受歧视；有关部门、组织和人员应当在入学、就业和享受社会保障等方面对戒毒人员给予必要的指导和帮助。

2. 戒毒经费保障

政府加大资金投入，加快推进戒毒康复场所建设，完善戒毒康复场所支持性政策。各级政府每年都投入大量资金，建设专门的戒毒场所。据统计，截至 2008 年 12 月，全国有 51 个戒毒康复中心开工建设，其中已经投入使用的 13 个，已安置戒毒康复人员近 5 000 名。各地戒毒康复场所积极引进戒毒康复生产项目，在场所内普遍开展就业技能培训，基本实现了戒毒康复人员"人人有活干"的目标。江苏、湖北、重庆、四川、广西、新疆等省（区、市）司法行政部门管理的强制隔离戒毒场所，还积极自筹资金，依托现有戒毒资源，拓展康复功能，安置戒毒康复人员。2009 年，全国司法行政系统已建立 179 个强制隔离戒毒所，累计收容、收治采取强制性行政措施的戒毒人员近 11 万人。

3. 戒毒质量保障

全国司法行政系统按照禁毒法的要求，积极承担强制隔离戒毒执行工作，建立健全强制隔离戒毒人员的收治、管理、教育、戒毒治疗和诊断评估等工作制度。根据戒毒人员的生理、心理特点，加强对戒毒规律的探索、研究，不断提高强制隔离戒毒矫治工作水平和戒毒效果。加强急性脱瘾治疗、麻醉等药品的管理和使用等业务培训，不断提高戒毒工作能力和工作水平。

各地还加强戒毒医疗工作，从劳教系统现有医务人员中选调有执业资格的医务人员从事强制隔离戒毒人员的医疗工作。加强戒毒队伍专业建设，为做好强制隔离戒毒工作提供可靠的组织保障和人才保障。2009 年，我国司法系统的强制隔离戒毒所已经拥有 3 200 余名三级以上专业心理咨询师。

国家建立药物依赖性研究中心、药物滥用监测中心、药物依赖治疗中心和麻醉品实验室，组织科研机构和专家开展科学戒毒方法和戒毒药物研究。

（二）社会帮教

为解决戒毒复吸率高的难题，政府依靠人民群众，动员全社会的力量，开展对戒毒人员回归社会后的继续帮教工作。各地的公安机关、社区组织、单位和家庭与戒毒所密切配合，把强制戒毒与帮教巩固有机结合起来，普遍建立了社会帮教制度，组成了各种类型的帮教小组，对戒毒人员全面落实帮教措施。

全国各地的工会、共青团、妇联和个体工商业者协会等社会团体，充分利用自身优势，有针对性地对吸毒人员中的妇女、职工、青少年、个体劳动者等开展帮教工作，收到了良好效果。各级政府和基层组织，积极帮助戒毒出所人员解决生活、工作方面的具体困难，使其在就业、升学方面不受歧视。许多戒毒人员成功戒断毒瘾，重返社会，走向新生。

（三）家庭关爱

"虎毒不食子"，何况人类！

曾经因吸毒伤害了很多人的心，如父母、妻儿、兄弟、姊妹、亲戚、朋友和关爱你的所有人。可是，他们（她们）对你不离不弃，仍然充满期待和信心。说不管你了，随你的便吧，那是多少次希望破灭后的气话啊！大家都从内心期盼你的觉醒，期盼你人性的复归。他们（她们）一直在为你设计重新开始的生活，哪怕自己很贫穷，很孤独，很凄惨，很痛苦，但为了你的明天，他们（她们）忍了！

亲人们总在期盼那一天：你回归正常人的生活，凭自己的本事，靠自己的双手养活自己，堂堂正正做一回人！再也没有了撒谎和欺骗，再也没有了羞辱和罪恶。你可以挺起胸膛走到人生舞台的正中央，告诉大家：我对你们是负责的！从此，再也用不着躲在阴暗角落里生活！于是，以前那种祈求的、可怜的目光没有了，你很自信！

亲人们已经设计了很多动容的场面：儿子（女儿）躺在你的怀里，动情地喊一声"爸爸（妈妈）"，告诉你，"我读书啦，我获奖了"；妻子（丈夫）搂着你的肩膀，说"你真好！我们好好过吧！我陪你走过今生，下辈子我们还做夫妻"；父母用慈祥的目光看着你，说"你终于长大了，成熟了"；你找到了爱人，走进了神圣的婚姻殿堂，伴随着婚礼进行曲，亲朋好友喝着喜酒，送着祝福。啊，多么美好！

回来吧！这里永远是你的家！

（四）自我激励

戒毒得靠自我激励，得靠自己的毅力和意志。成功戒毒或继续走向深渊，命运就在你的手中！

戒毒没有上帝，如果说有，那就是你自己；戒毒没有良药，如果说有，那就是你自己。要根除毒瘾，社会和家庭，戒毒所和干警都是外在因素，起决定作用的永远是吸毒者自己。我们要正视过去因吸毒给社会和家庭带来的伤害，挽起衣裤，数数浑身针眼，想想有多少病菌已经侵入我们的肌体，正在吞噬我们的生命。该醒醒啦，该刹车啦，不能在不归路上越走越远了，在泥潭里越陷越深了！

加强人生修养，矫正扭曲人格，掌握生存技能，用坚定的信念和顽强的毅力与毒魔作斗争，用实际行动换取新的生活，这才是吸毒者唯一正确的选择。

1. 在认知方面厘清错误认识

通过强制隔离戒毒所的学习，进一步认识毒品的毒性和危害，知道吸毒是违法行为，吸毒伤身体、毁家庭、祸国家，戒毒应该是自己的自觉行为，戒毒是对自己、家庭和国家负责任的表现。同时，要正确认识自我，发现自己的闪光点，用长处去克服缺点，找回信心，塑造全新的自我。

2. 在情感方面重视积极体验

由于学习工作不顺、家庭不和、发展受挫等原因，过去有太多的负面情绪体验，焦虑、抑郁、愤怒、烦躁、痛苦和怨恨，等等，致使看什么都假、都不顺眼，做什么都没意思、都做不好。现在，应该换个角度看社会和亲人。社会不会遗弃吸毒者，好心人会帮助吸毒者，亲人会接纳吸毒者，吸毒者能够得到来自社会和家庭的温暖。

3. 在意志方面形成顽强毅力

毒瘾难戒，但毒瘾能戒，重要的是看吸毒者有没有坚定的信心和顽强的毅力。很多成功戒毒的例子证明，战胜自我就能战胜毒品。戒毒者对毒品有极强的依赖性，给戒毒带来百倍、千倍的困难，这更加考验一个人的意志力。不想戒毒的吸毒者少之又少，为什么想戒又戒不了呢？复吸率为何居高不下呢？原因在于缺乏坚持性，意志力没有经受住考验。在戒毒过程中，要反复提醒自己——吸毒有害，吸毒违法。要反复体验吸毒造成的伤痛和屈辱，以此调控自己的行为，使戒毒行动朝着戒毒目标奋进，直至毒瘾根除。

4. 在行为方面保持良好操守

对毒品危害保持清醒认识是成功戒毒的前提。厌恶毒品，热爱生活，憧憬未来，是成功戒毒的动力，坚强的意志力是成功戒毒的保障，实际行动则是成功戒毒的关键。在戒毒所积极配合矫治，服从干警管教，努力习得一门技术，争取提前解除强戒。出所后，远离毒品和毒友，珍爱生命，亲近亲人，找个正当职业，用自己的劳动所得美化生活，创造未来。

第四节　强制隔离戒毒

1990 年，全国人常委会大颁布的《关于禁毒的决定》规定：吸食、注射毒品的，由公安机关处十五日以下拘留，可以单处或者并处二千元以下罚款，并没收毒品和吸食、注射器具。吸食、注射毒品成瘾的，除依照前款规定处罚外，予以强制戒除，进行治疗、教育。强制戒除后又吸食、注射毒品的，可以实行劳动教养，并在劳动教养中强制戒除。

1995 年，国务院发布《强制戒毒办法》，规定对吸毒成瘾人员实施强制戒毒。强制戒毒是指对吸食、注射毒品成瘾人员，在一定时期内通过行政措施对其强制进行药物治疗、心理治疗和法制教育、道德教育，使其戒除毒瘾。对需要送入强制戒毒所的吸食、注射毒品成瘾人员实施强制戒毒，由县级人民政府公安机关决定。

2003 年，司法部发布《劳动教养戒毒工作规定》，对因吸食、注射毒品被决定劳动教养的人员，以及因其他罪被决定劳动教养但兼有吸毒行为尚未戒除毒瘾的劳动教养人员实施劳动教养戒毒，由戒毒劳动教养管理所、劳动教养管理所戒毒大（中）队负责执行。

2008 年 6 月 1 日开始施行的《禁毒法》，将"强制戒毒"与"劳动教养戒毒"合在一起，并称为"强制隔离戒毒"。

一、强制隔离戒毒的性质

（一）处罚性

吸毒有害，所以有了禁止吸毒的法律、法规；吸毒违法，所以必须戒毒。因此，戒毒带有处罚性质，戒毒是对吸毒违法行为的处罚。自愿戒毒、社区戒毒和强制隔离戒毒是对不同程度的吸毒者进行戒毒的三种形式，都具有处罚性。强制隔离戒毒是对吸毒成瘾人员进行的较严厉的处罚，是与吸毒违法行为的严重程度相一致的，是吸毒成瘾人员应该接受的处罚。

（二）强制性

强制就是必须执行，就是绝对服从。《禁毒法》第四十条规定："被决定人对公安机关作出的强制隔离戒毒决定不服的，可以依法申请行政复议或者提起行政诉讼。"如果依法驳回诉讼，或者行政复议的结果依然是决定执行，意味着从决定执行强制隔离戒毒起，被强制戒毒的人员就必须遵守强制隔离戒毒场所的管理规定。强制隔离戒毒场所因教育、转化、矫治等需要而安排的活动就必须参加，就必须服从。如果拒不执行，强制隔离戒毒管理人员可以采取合法手段和措施强制执行。强制隔离戒毒所戒毒过程所需的活动，如生理脱毒所需活动内容、身心康复活动（法制教育、文化知识教育、体能训练、生产劳动、心理培训与矫治等）、回归社会前的各种技能培训活动等都具有强制性，强制隔离戒毒人员应该积极参加、乐于参加，不能抵制，不能逃避。

（三）封闭性

"隔离"意味着封闭，同时意味着失去一部分自由。隔离戒毒是减少外在环境的影响，脱离以前吸毒"圈子"，让戒毒者能安心、静心戒毒的需要，是科学戒毒所必须具备的条件。封闭性指戒毒的地点是封闭的，管理是封闭的，戒毒人员是不能自由出入的，但不是说强制隔离戒毒是与世隔绝的。《禁毒法》第四十六条规定："戒毒人员的亲属和所在单位或者就读学校的工作人员，可以按照有关规定探访戒毒人员。戒毒人员经强制隔离戒毒场所批准，可以外出探视配偶、直系亲属。"

（四）教育性

强制隔离戒毒人员进入强制隔离戒毒所的目的，一是戒除毒瘾，二是接受教育。之所以吸毒，就是缺乏对毒品的认知，人生修养不高。强制隔离戒毒所安排学习课程就是"补课"，就是期望通过较为系统的学习，转变观念，提高认识，增强修养。强制隔离戒毒人员也是人，人是可以教化的，具有可教性。通过教育的手段，吸毒人员是可以转化的。

（五）矫治性

戒除毒瘾是强制隔离戒毒所的最终目的，强制隔离戒毒所也是因"矫治"

需要而设置的，矫治是强制隔离戒毒所的主要功能。因为吸毒并且"屡教难改"，才进了强制隔离戒毒所。"生瘾易戒，心因难断"，说明进所后的矫治任务是多么繁重。强制隔离戒毒人员应该有充分的思想准备，主动配合强制隔离戒毒所的戒毒工作，争取早日戒除毒瘾。

二、强制隔离戒毒的对象

《禁毒法》明确规定，吸毒成瘾人员有下列情形之一的，由县级以上人民政府公安机关作出强制隔离戒毒的决定：拒绝接受社区戒毒的；在社区戒毒期间吸食、注射毒品的；严重违反社区戒毒协议的；经社区戒毒、强制隔离戒毒后再次吸食、注射毒品的。对于吸毒成瘾严重，通过社区戒毒难以戒除毒瘾的人员，公安机关可以直接作出强制隔离戒毒的决定。吸毒成瘾人员自愿接受强制隔离戒毒的，经公安机关同意，可以进入强制隔离戒毒场所戒毒。怀孕或者正在哺乳自己不满一周岁婴儿的妇女吸毒成瘾的，不适用强制隔离戒毒。不满十六周岁的未成年人吸毒成瘾的，可以不适用强制隔离戒毒。对吸毒成瘾人员实施强制隔离戒毒，由县级以上人民政府公安机关决定。

三、强制隔离戒毒的地点及年限

强制隔离戒毒在强制隔离戒毒场所执行。强制隔离戒毒场所是指公安机关作出对吸毒成瘾人员采取的强制性隔离的专门戒毒的场所。强制隔离戒毒人员被送交执行的场所，由各省、自治区、直辖市人民政府禁毒委员会根据强制隔离戒毒场所和戒毒人员的分布，按照就近、就便和有利于戒毒治疗、家属探视的原则确定。

《禁毒法》规定："强制隔离戒毒的期限为二年"；"执行强制隔离戒毒一年后，经诊断评估，对于戒毒情况良好的戒毒人员，强制隔离戒毒场所可以提出提前解除强制隔离戒毒的意见，报强制隔离戒毒的决定机关批准"；"强制隔离戒毒期满前，经诊断评估，对于需要延长戒毒期限的戒毒人员，由强制隔离戒毒场所提出延长戒毒期限的意见，报强制隔离戒毒的决定机关批准。强制隔离戒毒的期限最长可以延长一年。"

四、强制隔离戒毒人员的身份

1. 违法者

违法者是强制隔离戒毒人员的首要身份。吸毒是全球禁止的行为，我国实施的《禁毒法》明确规定禁止吸毒，吸毒就是违法，吸毒人员就是违法者。在我国禁毒史上，吸毒曾多次列为犯罪行为，惩罚极其严厉。如1831年，清政府规定：吸毒者杖一百、枷两个月，若不如实招供，除杖一百外，还要判处三年有期徒刑。朝廷官员以及在衙门当差的人吸毒者，罪加一等。限期内不戒毒一律判处死刑。目前，吸毒在有些国家不仅是违法，也是犯罪。

吸毒是违法行为，吸毒者就应该承担违法的责任，就应该自觉接受法律的制裁。强制隔离戒毒所的戒毒人员就应该主动配合强制隔离戒毒所的戒毒工作，以实际行动证明自己在对违法行为承担责任，在对过去的违法行为做深刻反省、努力纠正。

2. 受害者

毒品有害，害人、害己、害社会和害国家。吸毒者吸食毒品，是毒品的牺牲者，并深受毒品的伤害。从这个觉度看，吸毒者是毒品的受害者。不排除有被强迫、被威胁而沾上毒品的，这样的吸毒者所受的伤害最大，自身的责任小，是无辜的受害者。但很多吸毒者不是"被吸毒"，吸毒行为具有主动性。这样的吸毒者就不是无辜的受害者，吸毒行为是主动受害，违法的责任更大。

3. "病人"

毒品具有依赖性和耐受性，一旦沾上，就难以戒断。吸食次数不断频繁，吸食量不断增大，经济越来越窘迫，人际交往面越来越窄，亲情越来越淡漠。戒断反应带来的痛苦、难堪、狼狈和屈辱，曾让很多吸食者痛下决心戒毒。但后来发现吸毒是越陷越深，终不能自拔，"二进宫""三进宫"，自信心不断遭受打击，生活质量越来越差，想自控、想改变，但总以失败告终。吸食上瘾后就欲罢不能，吸毒的目的就是消除戒断反应带来的痛苦。如此分析，吸毒者是毒品祸害的"病人"，本身也是令人同情的。吸毒成瘾人员，身体日渐消瘦，体重急剧减轻，睡眠越来越差，注意力不能集中，精力下降，思维紊乱，意识模糊，从生理上和心理上看，吸毒者确实"生病"了，是"病人"。

吸毒者是"病人"，强制隔离戒毒所是强制治病的地方。《戒毒法》规定：强制隔离戒毒场所应当根据戒毒治疗的需要配备执业医师。强制隔离戒毒场所的执业医师具有麻醉药品和精神药品处方权，可以按照有关技术规范对戒毒人员使用麻醉药品、精神药品。卫生行政部门应当加强对强制隔离戒毒场所执业医师的业务指导和监督管理。

但必须指出，吸毒成瘾的"病人"与医院救治的"正常的病人"还是有区别的。医院的病人是因为肌体病变引起的，没有谁想生病、想享受生病的痛苦，疾病感染具有被动性。吸毒成瘾的"病人"是吸毒所致，大部分具有"主动感染"的性质，是因为违法的原因造成的。强制隔离戒毒所的强制隔离戒毒人员要正确认识自己的"病人"身份，不能片面强调"病人"身份而忽视"违法者"身份；强制隔离戒毒人员首先是违法者，是违法前提下的"病人"。

五、强制隔离戒毒的过程

戒毒是指吸毒人员戒除吸食、注射毒品的恶习及毒瘾的过程。对吸毒者进行戒毒治疗，一般包括脱毒—康复—回归社会辅导三个阶段。

（一）生理脱毒阶段

为减轻吸毒者停掉毒品后出现的戒断反应，给予戒毒者以药物治疗或控制其出现的戒断反应的过程。这个过程是戒毒的开始阶段，主要采用自然戒断法、替代递减脱毒疗法和中医学戒毒疗法等治疗方法，以使吸毒成瘾者顺利渡过急性戒断反应期，帮助其解决身体上的戒断症状，使吸毒者能够脱离毒品而没有生理上的痛苦。

自然戒断法，又称冷火鸡法或干戒法。它是指强制中断吸毒者的毒品供给，仅提供饮食与一般性照顾，使其戒断症状自然消退而达到脱毒目的的一种戒毒方法。其特点是不给药，缺点是较痛苦。

药物戒断法，又称药物替代替代递减脱毒疗法。它是指给吸毒者服用戒断药物，以替代、递减的方法，减缓、减轻吸毒者戒断症状的痛苦，逐渐达到脱毒的戒毒的方法。其特点是使用药物脱毒。

常用的阿片类毒品戒断药物主要有：阿片受体激动剂，最常用的是美沙酮；阿片受体部分激动剂，代表药物是丁丙诺啡。非阿片类药物，代表药物为可乐宁、洛非西定；蓑若碱药物，代表药物为东蓑若碱、山莨若碱等。在部分精神药物中，常用的有抗精神病药物氯丙嗪、氯氮平，抗癫疯药物氯硝安定等。以上药物共同的不足是毒副作用大，大多数有一定的成瘾性，不能很好地控制脱毒后的稽延性戒断症状，且在停用药物后往往会加重稽延症状。

目前，国内应用的有关戒毒的中成药主要有：强力戒毒消瘾丸（杨际太），即杨氏戒毒丸（中成药），含有罂粟壳；康灵片（中药制剂），与可乐定相当；清君饮（中药制剂），疗效与可乐断症状相似，帮助戒毒者暂时克服躯体依赖的戒断症状。此外，还有福康片、圣方毒瘾消、安口服液等。

非药物戒断法。它是指用针灸、理疗仪等，减轻吸毒者戒断症状反应的一种戒毒方法。其特点是通过辅助手段和"心理暗示"的方法，减轻吸毒者戒断症状痛苦达到脱毒目的。缺点是时间长，巩固不彻底。

（二）身心康复阶段

脱毒后，吸毒者仍存在心理依赖和一定的身体依赖，对毒品的渴求和稽延性戒断反应仍要持续很长时间。所以，要对戒毒者在脱毒的基础上进行康复治疗，以巩固脱毒效果，克服心理依赖。

该阶段主要是采用心理疏导、正面教育、社会帮助、体育锻炼和改善营养等措施，以解除或消除稽延性症状和心瘾，矫正个体的不良心理、行为态度，完成心理上的康复，使戒毒者能够重返社会，成为社会所能接纳的人，成为亲近社会的人。

（三）重返社会辅导阶段

这是指在完成上述两个阶段后的第三个阶段。重点帮助戒毒者为重返社会做好各方面的思想准备，如开展帮教，教他们如何社交、求职、处理家庭关系和应对生活中的压力等，激发其抗拒毒品的觉悟与决心，并在他们出所后建立固定的联系，进行定期的随访和检查。

六、强制隔离戒毒的组织管理

（一）强制隔离戒毒所管理人员的角色

强制隔离戒毒所管理人员是执法者，拥有执法权。强制隔离戒毒所管理人员代表国家行使职权，通过严格执法体现法律的公平与正义，维护法律的尊严。强制隔离戒毒所管理人员的工作就是执法，就是依法对强制隔离戒毒人员实施戒毒工作管理，帮助吸毒成瘾人员戒除毒瘾。强制隔离戒毒人员必须服从管教干警等管理人员的管理，服从管理就是维护执法。

强制隔离戒毒所管理人员是组织者，拥有指挥权。强制隔离戒毒所管理人员是强制隔离戒毒所矫治活动、教育活动和生产劳动的组织者和领导者，承担许多具体繁重的任务，是组织工作的责任人。组织者的角色决定管理人员有指挥权。因此，强制隔离戒毒所管理人员对强制隔离戒毒人员拥有指挥权，能组织必须的教育培训活动，能安排应有的生产劳动。

强制隔离戒毒所管理人员是教育者，拥有教育权。强制隔离戒毒人员要增强法制观念，知法守法；要增加文化知识，要提高文化修养；要进行心理行为训练，增强心理素质，培养坚强意志，拥有心理调节策略；要习得生存技能，掌握生存技术等，这都是强制隔离戒毒所管理人员的分内职责。《禁毒法》第四十四条，"强制隔离戒毒场所管理人员不得体罚、虐待或者侮辱戒毒人员"，对教育者角色行为提出了明确要求。

强制隔离戒毒所管理人员是评价者，拥有评判权。《禁毒法》规定：强制隔离戒毒所应在戒毒人员执行强制隔离戒毒措施一年后和两年期满前对其戒毒情况进行诊断评估。强制隔离戒毒的决定机关根据诊断评估结果，可以分别做出提前解除强制隔离戒毒、按期解除强制隔离戒毒或者延长强制隔离戒毒期限的决定。对于被解除强制隔离戒毒的人员，强制隔离戒毒所可以根据诊断评估结果，建议原强制隔离戒毒的决定机关责令其接受社区康复。

强制隔离戒毒人员是提前解除、按期解除还是延长期限，或是建议社区康复，评价权在强制隔离场所，决定权在公安机关。而强制隔离场所对强制隔离戒毒人员的评定依据就是平时的考核。强制隔离场所的管理者应该按各阶段要求和评定标准，对强制隔离戒毒人员的戒毒态度、参与活动的情况和戒毒程度等做公正评价，为强制隔离戒毒所最终评判提供依据。

（二）强制隔离戒毒场所的职责及任务

强制隔离戒毒场所由县级以上人民政府、公安、司法行政部门主管，卫生行政、劳动和社会保障、教育等部门应当配合做好强制隔离戒毒工作。

强制隔离戒毒所的职能是：为吸毒成瘾人员提供科学规范的生理脱毒、心理治疗；实施道德、法制教育；开展行为矫治、康复训练和职业技能培训，帮助戒毒人员戒除毒瘾、重返社会。

强制隔离戒毒所应当根据戒毒人员吸食、注射毒品的种类和成瘾程度等，实行有针对性的生理、心理治疗和身体康复训练，并建立治疗档案。使用麻醉药品和精神药品，应由具有麻醉药品、精神药品处方权的执业医师按照有关技术规范开具处方。

强制隔离戒毒所对于因毒瘾发作可能发生自伤、自残或者实施其他危害行为的戒毒人员，可以采取保护性约束措施。

强制隔离戒毒所可以根据戒毒需要，组织戒毒人员参加必要的康复劳动或者生产劳动。对参加生产劳动的戒毒人员，强制隔离戒毒所应当视收益情况给予适当的劳动报酬。

强制隔离戒毒所在接收强制隔离戒毒的人员时，应对其身体和所携带物品进行毒品安全检查。检查女性戒毒人员身体，应由女性工作人员实施检查。强制隔离戒毒所管理人员应当对强制隔离戒毒所以外的人员交给戒毒人员的物品和邮件进行检查，防止夹带毒品。实施检查时，至少有两名以上工作人员和戒毒人员同时在场。

强制隔离戒毒场所应当根据戒毒人员的性别、年龄和患病等情况实行分区管理，并根据戒毒治疗的不同阶段和戒毒人员的表现，对戒毒人员实行逐步适应社会的分级管理。强制隔离戒毒所应当建立亲属会见、返家探视、所外作业和短期离所等适应性回归社会制度。

强制隔离戒毒人员在强制隔离戒毒期间死亡的，公安机关、司法行政部门应当组织法医或者聘请医生作出死亡鉴定，经同级人民检察院检验后，填写死亡通知书，通知死者家属、所在单位和户籍所在地公安派出所。家属不予认领的尸体，由公安机关、司法行政部门予以火化。

强制隔离戒毒措施执行期限届满，凡应当解除强制隔离戒毒的，由强制隔离戒毒所报强制隔离戒毒的决定机关批准，发给《解除强制隔离戒毒证明书》，并通知戒毒人员家属、所在单位和户籍所在地公安派出所。

第二章

药物成瘾的机制

本章主要从药物成瘾的原因、药物成瘾的生理机制和药物成瘾的心理机制等三个方面探究药物成瘾的机制，有利于帮助我们更好地理解和掌握强制隔离戒毒原理，对指导强制隔离戒毒场所科学、有效地实施戒毒，对帮助强制隔离戒毒人员理解强制戒毒流程、树立成功戒毒信心具有重要的意义。

第一节 药物成瘾的原因

一、什么是药物成瘾

人的成瘾行为包括物质成瘾和过程成瘾。物质成瘾，包括海洛因、酒精、烟草、咖啡因以及其他合法或非法的药物用品；过程成瘾，包括对一些行为的强迫性依赖，如购物、盗窃癖、网络成瘾、大吃、工作、赌博、性及某些类型的犯罪和其他类型的行为。

药物成瘾即是一种物质成瘾，是指习惯性摄入某种药物而产生的一种依赖状态，撤去药物后可引起一些特殊的症状，即戒断症状。药物成瘾也通常指强迫性地寻求药物和使用药物的行为，尤其是在面对明显的危害结果时，成瘾者多次努力地去改变，但这些行为依然继续。

药物成瘾基本表现为精神依赖和躯体依赖两种。精神依赖是指病人对某种药物的特别渴求，服用后在心理上有特殊的满足。躯体依赖是指重复多次的给同一种药物，使其中枢神经系统发生了某种生理或生化方面的变化，因而致使对某种药物成瘾；也就是说需要某种药物持续存在于体内，否则就药瘾大发、产生戒断症状。实际上，心理的依赖较之于躯体的依赖更常见，而且可发生于任何剂量。

吸毒是一种典型的药物成瘾行为。在众多的吸毒者中，青少年受人引诱或由于好奇心而开始吸毒的数量占有最大比例。现代生活的精神和心理压力也是知识层次稍高的吸毒者吸毒的一个原因。而医源性药物依赖者，一旦染上毒瘾，欲罢不能，即使一时戒了毒，复吸率极高。

（一）药物成瘾的心理特征

（1）依赖。使用者尽管明白使用成瘾物质会带来问题，但还在继续使用。

（2）滥用。由于反复使用药物导致明显的不良后果，如不能完成工作、学业，损害了躯体、心理健康，导致法律上的问题等。

（3）渴求。指一种内在的对致瘾源的强烈欲求，需要更多的致瘾物质才可以满足。

（二）药物成瘾的行为特征

（1）耐受性。耐受性是指随着反复使用成瘾药物或行为，机体对原有剂量的成瘾药物或行为变得不敏感，此时为了追求快感不得不增加剂量或改变使用途径。这一现象被称为耐受性。

（2）戒断综合征。戒断综合征是指成瘾者一旦停止原来的成瘾行为，就会出现特殊的生理心理症候群。

（3）明知故犯。往往多次试图戒除或控制这一行为，但却无能为力，屡屡不成功。

（4）稽延性戒断综合征。指许多成瘾者在急性戒断综合征消退以后仍有各种各样的不适主诉，常见者为浑身无力、感觉过敏、失眠、食欲低下、胸闷、易激怒和情绪恶劣等，且可持续数月甚至数年之久。

（三）药物成瘾的周期性表现特征

研究发现，药物成瘾行为可以分为以下几个阶段。

第一，起始阶段：指在好奇心的驱使下或为解除忧虑、痛苦，开始尝试吸食或注射药物。

第二，继续阶段：指周期性或间歇性的继续使用药物，尚未达到成瘾的阶段。

第三，沉迷阶段：指因重复使用药物而成为习惯性，且有部分的心理依赖性产生。

第四，成瘾阶段：在重复使用药物后，产生生理、心理的依赖及耐药性情形，并有持续使用的冲动。

第五，戒断症状：此阶段为成瘾者最严重的成瘾阶段，是身体产生药物依赖的直接证据。此时药物已改变成瘾者的生理状态，如果不继续用药，将产生恶心、呕吐、腹泻、流鼻涕和发抖等戒断症状，危及生命安全。

伴随着成瘾行为的时间周期，成瘾行为表现为如下阶段性行为特征：

（1）专注，即朝思暮想某种成瘾物品。

（2）仪式化，即成瘾已成为日常的行为和习惯。

（3）沉溺于成瘾行为，即滥用某种药物。药物的使用使其产生了放松、兴奋和控制的感觉，而成瘾行为最初能使成瘾者减轻痛苦。

（4）失望、羞愧和内疚。从成瘾行为中获得"极度兴奋"的感觉开始减少，出现失望、羞愧和内疚的情感。

二、常见的成瘾药物

其实，不仅仅是海洛因、摇头丸等毒品才会使人上瘾，喝酒、喝茶、抽烟、生病吃药等正常生活行为都会使人对某些物质（烟、酒、茶、普通药物）上瘾，赌博、网络游戏等行为也会使一部分自制力不强或动机不良的人上瘾。

一个人只要有了对有害物质的明确判断和对生活的正常认识，即使对某些行为或物质产生了兴趣，仍可以控制自己的行为，远离危害大的毒品，控制对烟、酒、茶和普通药物的使用。这既可丰富自己的生活，也可保护自己免受危害，正如俗话所说"酒可以养身也可以伤心"。

在我们正常生活接触的物质中，有些药确有医学上的治病功能，但使用过量或使用不当也会使人上瘾，且干扰正常生活。

（1）镇静催眠药：巴比妥类如苯巴比妥等，这类药易产生精神依赖，但长期大剂量使用也可发生躯体依赖。速可眠、安眠酮、水合氯醛成瘾者也十分常见。

（2）抗焦虑药：这类药临床应用范围越来越广，致其成瘾者也逐渐增多。如安定、经基安定、硝基安定、氟基安定、眠尔通和利眠宁等。其中，眠尔通的成瘾性最大。

（3）镇痛药：此类药应用比较广泛，疗效好，见效也快，但其成瘾性也同样快。使用2周即可成瘾，且具有异常强烈的精神、躯体依赖性。如吗啡、鸦片、杜冷丁、可待因、美沙酮、镇痛新等。

（4）精神兴奋药：中枢神经兴奋药苯丙胺，有减少睡眠、消除疲劳的作用，但有较强的成瘾性，一般小剂量即可成瘾。

（5）抗精神病药：氯氮平对精神病的幻觉、妄想和兴奋躁动疗效好，但长期使用易成瘾。

（6）解热镇痛药：去痛片、阿司匹林也有成瘾性，多呈现为病态嗜好。

（7）其他易成瘾的药物：凡是含有咖啡因的药丸或饮料，久服也能成瘾。有些止咳糖浆含有可待因、阿片酊，久服也能成瘾。女性激素如久服也能成瘾，主要表现为心理上的依赖。

对于有成瘾性的药物，只有在有充分的理由、充分的把握确定该病对这一治疗方法反应良好时才使用，而且必须由医生开处方到正规医院取药，使用这些药物时只能用其所需要的最短时间。

三、药物成瘾原因

当前研究表明，毒品成瘾（或药物依赖）是指毒品（或药物）和机体相互作用引起的身体和心理改变，为了再度追求药物引起的欣快感和避免停药后的痛苦戒断症状，而长期反复地、持续地以强迫性自我给药为特征的脑疾病。药物成瘾的原因主要包括心理和生理两个方面，而且与一定的社会因素交织在一起，是一个交互作用的过程。

（一）药物成瘾的生理原因

1. 药物改变了大脑的功能

科学家对可卡因、海洛因、酒精、安非他明（一种冰毒）怎样作用人的神经细胞的研究，揭示了吸毒者上瘾、忍瘾、戒毒和复吸的生理学基础。科学实验证明，吸毒者难以戒掉毒瘾，并不仅仅是他们的意志薄弱，而是毒品已经改变了他们的大脑机能，"劫持"了大脑的动机系统，甚至改变了大脑的基因功能。

感染上毒瘾的大脑是不同于正常大脑的，这是一种生理和化学上的不同。神经生理上的变化伴随着从被迫使用毒品到自愿吸毒，而最重要的是毒品改变了大脑的"快乐机制"，也就是我们常说的"奖励机制"。原本"快乐机制"是用来奖励人的生存和繁殖行为，如吃饭、性活动等。它使我们的大脑产生舒服的感觉，正如性生活、赢得比赛等产生愉悦一样。这种"快乐机制"通过化学语言多巴胺来传递。多巴胺这种神经信息传递者在正常情况下寄居在大脑神经游走细胞中，一旦被释放会与神经系统的快乐接受器结合，在快乐接受器的运载下到达神经细胞。然后，多巴胺逐个向神经细胞传达快乐的信息，让神经细胞产生从一般快乐到极度快乐的感受。

2. 药物改变了神经系统的功能

长期使用毒品会使大脑的机能发生改变。最主要的改变就是它减少了运载多巴胺的快乐接受器的数量。快乐接受器就象棒球比赛中的手套一样，会接住四处游走的多巴胺，让它与神经细胞结合。动物实验证实，摄入毒品量越大、越多的快乐接受器就不清除。接受器越来越少，意味着越来越少的多巴胺同神经细胞结合。久而久之，"快乐机制"就会越来越平淡。于是为了达到甚至超过原来的刺激程度，吸毒者必须不断地增加毒品吸食剂量，让大脑中的神经游走细胞释放出更多的多巴胺来弥补。

更为严重的是，快乐接受器的"死亡"意味着人的快乐感觉越来越依赖毒品。原先一餐美食、一条好消息所带来的愉悦感觉逐渐消失，唯一可以排解慢性恐惧、不安焦虑的办法就是吸食更多的毒品。换句话说，也许最初吸食毒品只是为了舒服，但到后来吸食毒品则是为了暂时避免吸毒者的悲观和绝望。

戒毒者在戒毒所感到的极大痛苦是毒品重置了大脑的多巴胺系统的直接后果。戒毒使大脑失去了制造快乐感觉的唯一来源——多巴胺的大量释放。当一个吸毒者停止使用海洛因后，他会对疼痛变得非常敏感，全身出现不受控制的颤抖。

美国全国毒品研究中心的兰施纳博士说："这就解释了毒瘾为什么是一种大脑疾病，也许一开始是主动接触毒品的。但一旦接触，你就不能对它说停止它就停止，接触是主动的，但停止从来不是。"

从生理上来说，复吸也许反映了毒品对人类基因造成了持久损害。洛克菲勒大学马丽·简妮博士发现，可卡因可以关闭负责制造多巴胺接受器的基因。如果戒毒者的这个基因在戒毒后相当长的时期仍处于不活跃状态，他们就更容易通过复吸来弥补大脑有缺陷的"快乐机制"。

3. 不同的药物对大脑及神经系统结构进行了相应改变

毒品对大脑中"快乐机制"的刺激，远远比人类正常活动如中奖的刺激要快速强烈得多，但每种毒品却是通过不同的方法激发了大脑的快乐神经化学系统，改变神经细胞的功能。

可卡因进入机体后，迅速入侵携带多巴胺的游走细胞。由于可卡因分子同这些神经游走细胞的结合能力十分强大，它们能够轻易地霸占本来属于多巴胺的位置。当多巴胺的"位置"全被可卡因占满了以后，多巴胺就找不到结合的空间，于是它只能被迫与快乐接收器结合，"快乐机制"被迫启动。根据科学家沃克乌1997年的研究成果，可卡因引发的快感强度取决于占据了多少携带多巴胺的游走细胞。安非他明也会把多巴胺挤出游走细胞，让它同神经细胞结合。越多的多巴胺被"挤出"意味着越强烈的快感。

海洛因的作用原理同可卡因和安非他明不同,它直接刺激多巴胺所在的神经游走细胞,让它们释放多巴胺。香烟中的尼古丁也是采用类似的方式来刺激大脑的。

（二）药物成瘾的心理原因

生理依赖可以在短时间内逐步解决,但吸毒者内心深处的心理依赖的驱使,又会让其在生理上产生焦虑不安甚至痛苦、冲动等感觉。这种症状即所谓的"心瘾"(参照图 2.1),它是某种程度的心理变态,而且是一种慢性的病态,是吸毒者难以摆脱毒品的主要原因之一。药物成瘾的心理原因有:

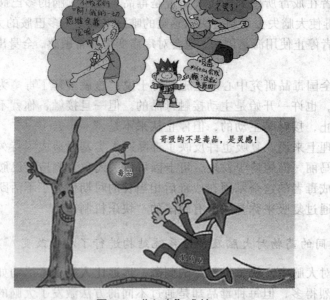

图 2.1 "心瘾"难控

1. 通过强化、观察等学习行为形成药物成瘾这种行为模式

导致吸毒者产生心理依赖的原因是多方面的。心理学认为:人或动物的心理与行为可通过经常学习而获得,从学习出发,经过一系列的强化,使学习所得的行为固定,构成不同模式的新的行为。吸毒者正是通过这种学习而获得的觅药行为,不断得到毒品,"闪电般的缓解戒断症状效应和欣快感,以

及偶然或有意中断吸毒所产生的戒断症状的痛苦体验和药物强烈渴求感等构成正性或负性的强化因素，日积月累，不断作正负强化，终使毒品依赖成为牢不可破的行为模式，而使几乎所有的吸毒者都无法用意志摆脱这种心瘾。"

2. 人格方面的缺陷容易导致药物成瘾

研究发现，毒品使吸毒成瘾者的人格发生了深刻的变化，严重的影响其思维、行为和情绪，对于吸毒的意志力、注意力、记忆力、耐受力和持久力等都具有明显的破坏作用。对毒品的依赖性使吸毒者丧失了效率、兴趣、责任感和羞耻感等，表现为反社会性，情绪不稳定，易冲动，缺乏有效的防御机制，追求立即的满足，缺乏羞耻感和伦理道德扭曲等。也有少数吸毒者有精神抑郁、自卑感、无能感、性心理和性行为异常、喜好刺激、逃避现实和自恋等病态心理特征。因此，吸毒者的一个突出特点就是精神系统出现了障碍或变异。在相当多的西方国家，吸毒者首先被视为精神病人。从这一角度说，吸毒者既给社会造成了危害，同时又是毒品的受害者；他既是一个应当对自己的行为负责的违法者，也是一个需要社会的帮助、治疗和实现康复的患者。

3. 认知或行为紊乱进一步加剧药物成瘾行为

药物成瘾对于心理具有巨大的破坏作用，尤其是对吸毒者的认知、思维、情绪和行为的影响甚为严重。在吸毒成瘾期间，吸毒者为满足毒瘾需要不断地加大毒品的摄入量和次数，毒品副作用对于生理、心理的影响也随之而加剧，以致出现一系列典型的症状。在心理结构方面，毒品导致吸毒者产生一系列失调、紊乱和变异问题。多数或大多数吸毒者的兴趣感、注意力和记忆力下降，精神处于高度或明显的紧张、恐惧、焦虑、烦躁、孤独和空虚状态，思维混乱，疑心重，易于发怒，敌对性和攻击性增强。在行为方面，导致能力和效率严重下降，无法坚持进行正常的学习和工作。

第二节　药物成瘾生理机制

对某种药物的"依赖"为什么会对人产生"控制"？或者说，人为什么会对毒品上瘾？吸毒者对毒品的渴望又如何被"记忆"在大脑的神经里？

1975年底，英国科学家休斯的历史性发现为人们带来了一线曙光：猪脑内有一种类似吗啡的物质——脑啡肽。随后又有人发现与其作用大同小异的一系列物质，统称阿片肽。当吸毒者吸毒时，由于采取直接的方式而非经过体内多种程序"生产"，其显效速度及作用远大于体内物质，从而产生更强烈的生理感觉。

近几十年来，许多研究揭示了药物成瘾的生理机制（生理变化过程）（参见图 2.2）。研究者从生理角度认为，药物滥用（成瘾）是一种大脑疾病，即

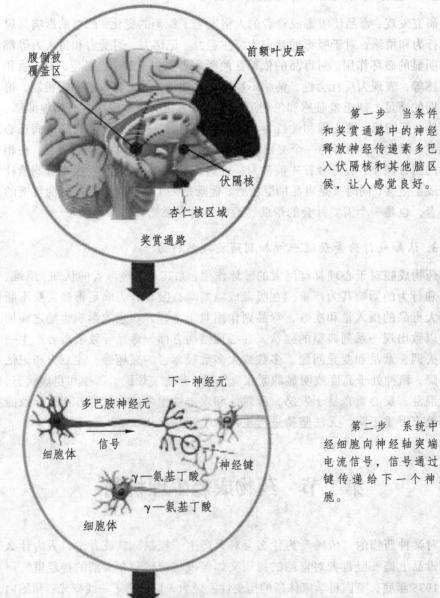

前额叶皮层

腹侧被覆盖区

伏隔核

杏仁核区域

奖赏通路

第一步 当条件反射和奖赏通路中的神经细胞释放神经传递素多巴胺进入伏隔核和其他脑区的时候，让人感觉良好。

下一神经元

多巴胺神经元

信号

细胞体

神经键

γ—氨基丁酸

γ—氨基丁酸

细胞体

第二步 系统中的神经细胞向神经轴突端输出电流信号，信号通过神经键传递给下一个神经细胞。

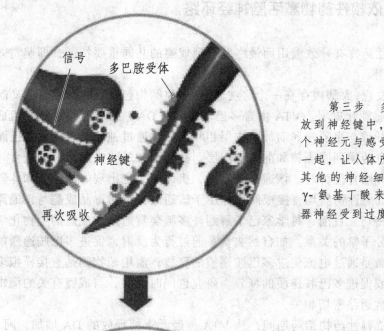

信号

多巴胺受体

神经键

再次吸收

第三步　多巴胺被释放到神经键中，经过下一个神经元与感受器结合在一起，让人体产生快感。其他的神经细胞释放出 γ-氨基丁酸来抑制感受器神经受到过度刺激。

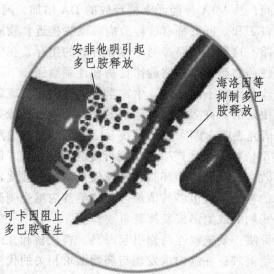

安非他明引起多巴胺释放

海洛因等抑制多巴胺释放

可卡因阻止多巴胺重生

第四步　致瘾性物质数量的增加使多巴胺数量增加，并增强人体的快感。重复使用这些上瘾物质便会打乱大脑正常的记忆和认知平衡，并最终导致对毒品等物品的上瘾。

图 2.2　药物成瘾的生理机制

由于长期滥用成瘾性物质所引起的一种大脑神经细胞形态结构、生物化学和功能改变的大脑慢性疾病。其特点表现为病程呈慢性、复发性过程，并伴有明显的心理、行为障碍和法律等诸多方面问题。

一、依赖性药物激活脑神经环路

依赖性药物有导致滥用而最终发展到成瘾的共同重要特征，即奖赏效应或强化作用。

研究发现，大脑内存在一个奖赏通路，主要结构包括：腹侧被盖区（VTA）、腹隔核和前额叶皮层。VTA由含多巴胺递质（DA）的多巴胺神经元组成，通过神经纤维与腹隔核和前额叶皮层相联系，并通过神经纤维释放多巴胺递质，将信息传递到腹隔核和前额叶皮层。在受到自然奖赏刺激，如进食、饮水、性交和哺育行为时，该通路被激活，机体同时也出现好的感受和体验。

所有成瘾性物质均直接或间接作用于该通路，说明毒品成瘾与该通路被激活关系密切。目前，科学家已了解到许多脑奖赏通路与成瘾的生物化学、细胞学和分子学的关系。如自然奖赏是通过行为反射，促进多巴胺递质的释放；电刺激是通过电流促进多巴胺递质的释放；滥用药物则是直接模拟多巴胺的作用或促进多巴胺递质的释放。研究也同时证明，与成瘾有关的渴求感也与脑奖赏通路密切相关。

在致依赖性药物给药期间，从VTA神经元末梢释放的DA增加，阿片、可卡因、苯丙胺、乙醇、尼古丁和大麻酚都有这种效应。动物接近食物或获得性配对时也激活上述脑通路。这种脑环路参与个体和种族的生存，在生物进化上是重要环路。而依赖性药物激活脑环路远比食物和性刺激强。

大量脑功能的调节常常涉及许多不同环路。生物学上关键的奖赏现象的每个特征不是由单个脑环路决定的。许多依赖性药物的奖赏功能也不像是由单个环路调控的。解剖定位研究表明，VTA突出系统显示共同的奖赏通路性质。VTA是参与多种不同类型依赖性药物产生的不同程度的奖赏效应。依赖性药物长期给药产生的慢性效应所涉及的脑环路，不仅仅是调控急性奖赏效应的那些环路，学习和记忆的神经环路也参与依赖性药物奖赏内感受刺激信息的处理和贮存，对依赖性药物的成瘾形成发挥着重要作用。

用正电子扫描技术研究证实：致依赖性药物引起海马、杏仁核和几个相关皮质脑区的变化都伴随药物渴求；在脑内也发现与药物渴求相关的代谢变化，这些脑区有边缘系统和相关的大脑皮层组织。

二、依赖性药物长期用药使细胞产生适应性变化

药物滥用（成瘾）机制的研究，目前主要集中于脑奖赏系统，以及与情

绪活动和记忆有关的杏仁核及海马区域。遗传学研究显示，尝试毒品，更多地与家庭和环境因素有关。但从使用毒品发展到滥用毒品，甚至依赖毒品及成瘾，则与遗传方面的因素关系更为密切，并有望找到相关基因。

最近 10 年被称为"大脑研究的 10 年"。相关学科诸如神经科学、神经药理学、分子生物学、分子遗传学、脑成像技术和研究方法等，其发展使得人类对自己大脑的了解超过过去的几百年。特别是有关药物滥用的基础和临床研究成果，均使得人们对药物滥用、依赖和成瘾问题有了更深入的认识，也为其治疗提出了新的理论与方法。

1. 毒品损害神经细胞与神经递质

多年来人们一直认为，毒品对中枢神经系统的影响主要是功能性的，一般不会造成神经细胞形态和结构的损害。但近年来的研究显示，所有被滥用的药物都具有神经毒性，可造成神经细胞形态和结构的改变，进而影响其功能。这种对形态、结构和功能的损害，甚至是慢性、永久性和不可逆转的。

2. 毒品对神经细胞形态和结构造成损害

研究发现，长期使用吗啡后，VTA 部位的多巴胺神经元体积皱缩 3/4，其合成、储存和释放多巴胺的能力也明显降低。另有研究发现，长期使用阿片类物质可使神经细胞树突和突触变性坏死，数量也明显减少，同时信息传导的通路与功能也相应减退。而长期使用兴奋剂则可使神经细胞树突和突触变性坏死，但却在其他部位生长出新的神经末梢，建立新的信息传导。研究者发现，中等剂量反复使用甲基苯丙胺，可使小鼠大脑感觉区的锥体细胞、多巴胺神经细胞及 5-羟色胺神经细胞的神经末梢死亡，其死亡原因可能是使用甲基苯丙胺后高热和过度运动。

3. 毒品对神经递质的影响

大量的研究表明，多巴胺神经系统在成瘾中起重要的作用，与成瘾药物奖赏作用和提高 DA 传递有关。

5-羟色胺（5-HT）是一种重要的脑内神经递质，其受体在中枢神经系统分布颇为广泛，且亚型众多。其中 5-HT1 受体与 Gi 或 Go 蛋白偶联，抑制腺苷酸环化酶活性；5-HT2 受体磷脂 C 偶联，激活 IP3；5-HT3 受体和离子通道直接偶联，激活时引起 Ca^{2+} 离子浓度升高，继而诱发神经递质的释放。研究发现，5-HT3 受体拮抗剂能阻断或减弱吗啡条件性位置偏爱（CPP）的形成。许多实验和临床资料表明，作用于脑内 5-HT 神经元及其受体的药物，特别是 5-HT3 受体拮抗剂可有效缓解吗啡和酒精依赖者的戒断症状和对吗啡及酒精的渴求。药理学研究表明，NA_{cc} 给予 5-HT3 受体激动剂，可引起该区 DA 的释放，5-HT3 受体拮抗剂可抑制 NA_{cc} 中 DA 升高引起的超常活动。电生理研究表明，5-HT3 受体拮抗剂可抑制吗啡引起的 VTA 中 DA 神经元放电的增多，而慢性给予 5-HT3 受体拮抗剂可抑制胞体的自发性放电。

三、药物成瘾的脑机制

成瘾与非成瘾脑之间的比较发现，成瘾脑在代谢活动、受体的效能、基因表达和对环境提示的反应方面均有明显异常。另外，临床研究表明，可卡因或兴奋剂滥用会引起持续的神经和精神损伤，并可能引起神经元变性，包括多部位或全皮层缺血、出血、梗死、眼神经病、皮层萎缩、识别损伤、情绪和运动障碍。表现为认知能力及动机缺陷、视力损伤、行为抑制、注意缺陷、情绪不稳、抑郁、缺乏快感和持续的运动障碍等。

与强化作用有关的各个脑区可能以它们直接或间接的传入传出联系为基础，将多种复杂的功能回路与成瘾机制联系起来。前额叶皮层在学习中有重要作用；边缘系统所调节的情绪体验或反应可加强学习模式的建立和维持；海马不仅与学习记忆有关，还对注意、情绪和运动等功能有调节作用；杏仁核调制情感进而影响行为，且倾向于认为杏仁核的功能与动机性行为有关。

目前，已经证实一些具有强化效应的药物通过刺激 DA 释放、抑制 DA 摄取或直接兴奋 DA 受体而增强 DA 功能，产生强化作用。近年来的研究还发现，NA_{cc} 中 DA 不仅在食物和性奖赏刺激下大量释放，而且在预示这些奖赏的刺激作用下释放。DA 信号可帮助动物认识并记住得到奖赏和预示奖赏的事件，也包括不愉快的刺激，如电击。

四、成瘾行为的不同过程具有相应的生理机制

1. 依赖和成瘾过程的生理机制

近年来研究发现，依赖和成瘾在大脑内分属不同的部位。就阿片类物质而言，与依赖相关的主要是与痛觉有关的脑干和丘脑等部位，而成瘾则主要是与奖赏有关的奖赏通路（前额叶皮质、腹隔核等）有关。相关的临床研究也显示，长期使用治疗剂量吗啡镇痛的病人，在其原发疾病消除并停止使用吗啡后，可

经历一个典型的戒断症状过程，但此后并没有强烈而持久渴求感出现，也不再继续使用吗啡。但对多数药物滥用者来说，一次或几次大剂量地使用毒品（海洛因、可卡因、冰毒或摇头丸等），并同时获得"欣快感"后，便可出现强烈的渴求感；虽然没有明显的戒断症状出现，却伴有强迫性的觅药和用药行为。

2. 欣快感与渴求感现象的生理机制

一项应用两种脑成像技术的研究显示，可卡因是通过影响边缘系统多巴胺的正常作用而产生其快感作用的，同时边缘系统也被与可卡因相关的情景所激活。

渴求感是对使用过的成瘾性物质的一种不可抗拒的强烈用药欲望，可被与既往用药有关的环境因素（如吸毒朋友、用具或地点等）所诱发，往往伴有觅药或用药行为。研究显示，与用药有关的环境因素可诱发可卡因滥用者对可卡因的渴求感，大脑前皮质、顶部皮质、脑岛、前带状束、后带状束及边缘系统被激活，正常人则无此现象。可卡因相关因素所诱发的渴求感，可伴有可卡因引起的如轻度头晕、心率加快和轻度快感等躯体感觉。有科学家认为，与可卡因相关的因素激活了大脑边缘系统的杏仁核和前带状束，说明可卡因的渴求并不仅仅与奖赏通路有关，还与杏仁核和前带状束有关，与情绪反应、信息处理和工作记忆有关。可卡因"改写"了正常的情绪驱动参数，边缘系统的这两个部位参与了心境控制、情绪反应和奖励学习机制。

3. 毒品复吸行为的生理机制

复吸是药物依赖者戒断用药一段时间后由于某些因素的激发，重现渴求感受药物精神效应欲望而恢复用药的行为。复吸是药物成瘾的主要特征之一，也是治疗药物成瘾要解决的主要问题。目前，各种方式的戒毒治疗其复吸率居高不下。据国内外研究报道，戒毒患者半年内复吸率高达95%以上，绝大多数药物滥用者陷入了戒断治疗—复吸—再治疗—再复吸的恶性循环。

中脑腹侧被盖区（VTA）是中枢神经系统中主要的多巴胺神经元胞体所在的核团，和多个脑区及核团间存在着神经纤维联系。VTA发出的多巴胺能神经元投射到前额叶皮层（PFC）和伏隔核（NA_{cc}），并接收来自溶血空斑形成细胞（PFC）、海马下托和杏仁核的谷氨酸能神经元的支配。长期反复地摄入精神活性物质，会导致VTA的神经元出现适应性改变。这些变化主要有：谷氨酸受体的敏感性增加，谷氨酸受体亚型的表达增多，以及对可卡因或电刺激引起的谷氨酸释放更敏感。最新研究表明，VTA中谷氨酸系统的激活对可卡因引发的复吸具有决定性作用，因为谷氨酸神经元的激活增加了多巴胺能神经的脉冲，引起多巴胺（DA）的释放。这种 VTA 中谷氨酸与 DA 的相互作用可能是可卡因引发的复吸行为的基础。

NA_{cc} 是腹侧纹状体的主要构成部分，不仅是中脑多巴胺能神经元投射的重要核团，接收来自 VTA、黑质致密部的 DA 神经元投射，还汇集多脑区由谷氨酸能受体介导的传入神经纤维，使有关学习记忆、情感等输入信息在此过滤和整合，并与基底神经节构成反馈环路，参与精神运动反应的调节。因此，NA_{cc} 被认为是边缘系统和锥体外系运动系统之间的界面部分，与动机行为和奖赏行为密切联系，有整合边缘系统和锥体外运动的功能，是运动和情感的纽带，是动机转化为行动的接口，是药物依赖的神经生理学方面的基础。

研究表明，摧毁 NA_{cc} 后，药物、条件性线索（CS）和应激引起的条件性位置偏爱（CPP）表达减少，成瘾动物在呈现 CS 后，NA_{cc} 区 DA 含量几乎无变化，而谷氨酸含量明显升高。另外，用兴奋性 6-羟多巴损坏 NA_{cc} 的DA 神经元后，成瘾动物的脑动脉血氧饱和度（SA）并不会消失。

以上资料表明，各种原因诱发的复吸过程中，似乎 DA 不再发挥作用，而是谷氨酸能神经元在起着关键的作用；杏仁核复合体是边缘系统中重要的皮质下核团，介入导致情绪的躯体反应核团和新皮质层中参与意识、情感的核团之间的联系；杏仁核复合体把传入的神经信号转化为主观的情绪体验，并引起自主神经反应和习得性情绪反应；新皮质层和杏仁核复合体的交互联系，使得学习和经验可以同情绪、认知结合起来。另外，杏仁核复合体与成瘾药物的共同奖赏通路有着密切的联系，杏仁核复合体发出谷氨酸能神经元可直接激活 VTA，也可以通过额叶皮层激活 VTA 的 DA 神经元，最终导致 NA_{cc} 的多巴胺释放增加；同时，杏仁复合体也有谷氨酸能神经元投射以 NA_{cc}，直接兴奋 NA_{cc} 引起 DA 释放。

五、犒赏：快乐的本能

在大脑的各神经元之间，有一条引发科学家特别关注的神经通路，这条经常变得繁忙的"大街"位于大脑中央，在一个被称作"VTA"的神经元和一个被称作"伏核"的神经元之间。当毒品被注入人体，传导神经兴奋的多巴胺就从"VTA"分泌而出，像一群怀抱指令的信使，携带着神经脉冲高速涌向"伏核"；而在伏核中则有"多巴胺受体"等待着，随时接受多巴胺的指令，并继续向全身传导源自毒品的神经兴奋。

这就是犒赏性神经中枢的核心原理，虽然成瘾的药物有所不同（可卡因之类的兴奋剂作用于脑，模拟渴望和期待的兴奋感；镇静药物如海洛因则作用于脑的镇静系统，产生相反类型的欣快感——梦幻的满足和免于痛苦），但是对犒赏中枢所引起的反应却是相同的。

随着毒品的渐次注入，犒赏中枢会产生抑制"多巴胺"分泌的物质。这样，需要越来越大剂量的毒品才能产生同样令人沉醉的"犒赏效果"，称作"耐受"；而同时，"伏核"却开始对与毒品相关的一切变得敏感起来，轻微的刺激都可能触发对毒品的渴望和依赖。

许多瘾君子看到注射器、勺子都会"兴奋到战栗"，这种反应与阿里巴巴念一声"芝麻开门"之后的山洞一样，瘾君子的欲望之门立刻敞开，使他们不顾一切地寻找和吸食毒品，以求再次将他们带入宁静欣快的幻觉里，甚至戒毒多年的人也会如此。这种"耐受"和"依赖"是瘾君子们最通常的特征。对于"渴望"的产生，科学家推测，大脑的其他部位也在这一过程中扮演着各种不同的角色——比如善于记忆的"海马"将事物的时间、地点等信息记录下来，比如勤于思辨的"杏仁核"评价这一事件是带来快乐还是痛苦，而善于领导和组织工作的"大脑皮层"则对这些信息梳理之后做出判断……它们不断强化着犒赏中枢的记忆。

从某种意义上说，犒赏中枢使人类对食物和性爱"上瘾"，保证了生命的生存和繁衍。有一些研究人员认为，犒赏中枢是为使动物对食物和性行为感兴趣而进化出来的。在宾夕法尼亚大学工作的丘吉斯博士说："这些神经回路在进化过程中被很好地保存着，这些功能在鸦片出现之前很久就存在了。"不同的是，毒品成瘾者控制自己的欲望，要比失恋者看到旧时爱人的肖像时控制情绪困难得多。

第三节 药物成瘾的心理机制

一、精神分析心理学对成瘾行为的分析

（一）精神分析心理学的人格理论对成瘾行为的解释

精神分析理论认为，人格结构由本我、自我和超我三部分组成。本我指人的本能、欲望，是原始的力量源泉，有即刻要求满足的冲动倾向，处于潜意识的最深层，遵循的是享乐原则。

因此，精神分析理论学者认为，药物成瘾者要从药物中寻求"享乐"的感觉，以使得自己心里踏实、适应环境。克里斯特尔和拉斯金在 1970 年的研究中说："在自我不足的人格中，毒品被用来逃避他们面临的也许对别人来说并不构成潜在损害的精神创伤。通过使用毒品，虽然现实被逃避开来，但这只是暂时的，当化学反应消退时，充满邪恶的现实世界又重新回到眼前，他们不得不再次从毒品中获得安慰，从而形成对毒品的依赖。"

从分析可知药物成瘾者的人格为：自我调节能力有缺陷；对于生活中的威胁缺乏警惕，如对药瘾的严重后果视而不见；当遇到困难时不善于冷静处理，急于摆脱困境。在追寻人格发育史中我们发现，有的人未曾得到父母恰如其分的爱护，因而具有缺乏自尊心、责任感、理想和抱负，有过多的愤怒、仇恨和自暴自弃，感觉不到世界的美好的缺陷。

（二）精神分析的性发展理论对成瘾的解释

弗洛伊德的性心理发展理论认为，人的行为都是受性的本能和欲望支配的；性的背后就是潜在的心理能量，叫力比多，也就是性力或欲力，它常常驱使人们去寻找快感。当然这个性不仅仅是指以生育为目的的成熟的两性行为，还包括广泛的身体愉快，甚至还包括心情的愉快和友谊。弗洛伊德指出，对成瘾者而言，毒品充当了其性满足的替代品，除非重建正常的"性"功能，否则戒断后的复发在所难免。

精神分析认为，药物滥用是一种自恋障碍，是"对天然自我结构的人为的破坏"。当药物作用减弱后，用药者的抑郁情绪便会再度出现，与用药引起情绪高涨形成鲜明对比，个体自然会产生强烈的用药渴求。此时，自我形成了药物的奴隶，只好继续用药。一般认为，"阴盛阳衰"的家庭（即家庭中以母亲为主，而父亲处于被动地位缺乏阳刚之气），易于培养出滥用药物的子女。还发现，药物滥用者大多性欲缺乏，多数成瘾者都可引出潜在的乱伦欲望。用药使性欲受到抑制，使其进一步退行到生殖器阶段，只视哺乳及进食为第一需要。

二、行为主义对成瘾行为的分析

（一）行为主义的强化理论对成瘾的解释

行为主义的强化理论认为，反复做一件事情，就会使行为强化系统过度兴奋，交感神经系统高度变化。这样，人便会对反复从事的行为成瘾。

人们首次使用成瘾物质后，由于体验到成瘾物质所带来的欣快感，成为一种阳性的强化因素，通过奖赏机制促使人们再次重复使用行为，直至成瘾。而停用成瘾物质所引起的戒断症状，痛苦体验的出现是一种惩罚，又是一种阴性强化因素或负性强化作用。

为了缓解焦虑，驱除戒断反应，逃避这种惩罚，成瘾者只好继续使用成瘾物质，强迫觅药而避免戒断时的痛苦，于是就产生了间接的阳性强化作用，直接与间接的阳性强化协同形成一级强化。除了成瘾物质的强化作用外，社会因素也有强化作用，形成物质依赖的情景和条件也可形成环境上的强化作用，即二级强化。

依赖者受接触到的周围人群的群体心理影响，更可构成社会性的强化，促使其物质依赖更加顽固。如参加吸毒团伙，取得了情感上的交流，一起干违法的行为取得了经济效益，由此吸毒的环境、工具等都会强化其行为。当成瘾的行为模式受到挫折而不能进行下去的时候，就会产生与吸食鸦片的人突然被强制戒毒时类似的反应。这两级强化作用的叠加，遂使人的行为固定，从而形成物质依赖。

（二）行为主义的条件反射理论对成瘾的解释——异常化学习行为

从生理学学习和记忆原理得出，"心瘾"的形成是通过操作式条件反射等执行的联合型学习过程。刚开始吸毒时，毒友、吸毒的环境和工具等刺激都是一些无关刺激，吸毒后伴随这些刺激，吸毒者便产生独特的欣快感。

在长期吸毒后，无关刺激与欣快感反复同时出现，变成了条件刺激。表现为，吸毒者成瘾后一见到毒友、吸毒环境、烟具、注射器和矿泉水等，便条件反射性引起对吸毒的欣快感的回忆，以致产生强烈的觅药渴求。由于上述操作式条件反射是通过反复操作和激活大脑内源性奖赏系统来完成的，所以吸毒成瘾机体的记忆表现为三级记忆，大脑皮质可有局部增厚。而这种"心瘾"可谓是刻骨铭心的，即药物成瘾过程是成瘾者的异常化学习行为。

异常学习模型的第一个假设是，变态性外显学习对于成瘾过程具有促进作用。这时，药物使用者在意识水平上可以清楚地陈述用药行为与其后果之间的因果关系，这是一种认知性药物效应，即"行动—后果"型学习。他们在意识中也清楚地知道环境中的特定线索与继发性奖赏之间存在着预期性关系，即外显的"刺激—刺激"型学习。这种变态的外显学习可从两个方面歪曲陈述性记忆或预期。第一，对快感型药物体验的记忆可能受变态性记忆的干扰；第二，夸大或歪曲陈述性记忆，用药者对药物的认知性预期变得特别活跃。因此，成瘾的实质在于用药者在认知上夸大或曲解了对药物快感的记忆。

异常学习模型的第二假设是，把成瘾的本质视为内隐的"刺激—反应"型学习，认为成瘾过程最初是对行动—后果（即对药物快感的记忆）的外显学习，并受基于认知的预期所控制，后来逐渐转变为内隐的自动化习惯，成为强迫性行为。换言之，成瘾过程是外显学习向内隐学习的过渡，是逐渐自动化的过程。

异常学习的第三种形式是内隐的"刺激—刺激"学习，即成瘾者在无意识中在药物奖赏刺激与中性刺激之间建立联结，使其成为药物奖赏的线索。在这种情况下，药物滥用者会歪曲对某种特定线索的加工。例如，在药物渴求感与某种特殊场合之间建立联系。

三、社会学习理论对成瘾行为的分析

心理控制是社会学习理论中首先提出的一个概念，指个体认为可以在多大程度上把握和控制自己的行为。这种理论认为，内控者能够看到自己的行为和后果之间的一致性，并体会到控制感；而外控者则往往把行为后果归结为机遇、运气，或自己无法控制的力量，人的心理控制源倾向不是一种特质，也不是一种先天性倾向，而是会随着环境条件的变化而变化。

如果一个人的生活需要长期受人照顾或受人约束，则其心理控制源会向外控方向转变。国内的一些研究表明，毒品依赖者的内控性低，有比较高的外控倾向，高外控者更易产生焦虑、抑郁的情绪。他们较多地相信行为的结果由外部所控制，而较少地相信成功要依靠自己的努力。由于缺乏自我把握和控制能力，所以可能更多地将戒毒的失败归于外部因素。虽然导致毒品依赖者复吸的因素很多，但其内在的心理控制源的高外控倾向与其复吸的行为不无关系。由于毒品依赖者的内控水平低，有着较高外控倾向，加上吸毒以后，由于社会、家庭对他们的行为不能接受和疏远，因而更容易导致他们出现严重的心理障碍和问题行为。也有研究表明，外控倾向与酒精依赖及饮酒问题的联系，即使在正常饮酒的范围内，外控者也倾向于比内控者更多的使用酒精，这表明心理控制源倾向于外控者，更易使用精神活性物质。

在男女成瘾者的性别之间也存在着控制源的差异。有研究表明，男性在外控倾向方面比女性高，两者有明显的差异。这可能是由于男性成瘾者在成瘾后会给家庭和社会带来危害，如暴力事件、犯罪等，使家庭和社会对男人的个人期望和要求要比女性更低，加上吸毒后钱财散尽，谋生能力比女性低，导致男性的自我控制能力降低。

四、认知心理学对成瘾行为的分析

（一）注意缺陷对成瘾的解释

成瘾的认知过程，主要是由于成瘾者信息加工缺陷，或者认知方式的偏差所致。信息加工缺陷主要是指成瘾者的注意缺陷，过分的偏见和过分专注，如酗酒者一心一意地想着下一次饮酒，而病理性赌博者总想着下一次把钱能够赢回来。另外，成瘾者也有着独特的思维习惯，以特定的方式对信息加以歪曲，并且这种歪曲与成瘾行为有着密切的关系。

（二）自动加工对成瘾的解释

认知主义的研究者认为，大多数关于渴求的理论直接或间接地指出药物渴求的三种成分：

① 个体感到需要药物的主观体验；

② 伴随寻求药物及预期注射药物而产生的与享乐联系在一起的情绪状态；

③ 来自于个体引发寻药行为体验的动机。

成瘾是受储存在长时记忆中自动化行为图示而控制。操作程序不需要注意（即自动）就可完成，并且显示出完整性和协调性。自动化的操作图示有快速、省力和无意识等特征。不需要注意的特征提示，当环境刺激足够强时，某些行为就会不由自主地发生；一旦某种行为开始了，就几乎很难停止。表现出像子弹进入弹道一样的倾向，只要开始就意味着要进行到底。一些关于自愿（可控的）及不自愿（自动的）认知过程和技巧本质的实验研究，直接或间接支持了这一提议。觅药行为与用药行为已经被反复重复，这就形成了一种自动操作快速有效，经常不经注意就完成了而且很难阻止。因此，成瘾可能是一种可以预见行为后果的由环境线索、不遗余力地觅药过程及躯体和植物神经适应所组成的混合体。

五、人格素质观点对成瘾行为的分析

药物成瘾是人们在空虚、挫折和压力之下寻求解脱和逃避现实的一种方法。在一个开放、充满激烈竞争的和迅速变迁的社会里，人们遭受挫折、失意和各种压力是不可避免的，只是程度有所不同而已。但是，在客观环境给人造成的心理压力或精神压力面前，为什么有的人心理承受能力强，而有的

人心理承受能力弱因而非要从毒品中寻求解脱呢？心理学家认为，人的承受力主要取决于行为者的人格素质和人格特点。人格发展越完善，就越能对自我作出正确的评价，在压力面前对自我态度自我行为的调节能力就越强，也就越能形成稳定的心理特征。反之，就容易出现心理不稳定和心理危机。一些心理承受能力差的人，由于缺乏自我调节能力，无法摆脱心理危机，便导致使用毒品来降低他们的不满和提供对快乐的满足。

心理发展是人们客观行为的一个准备过程。吸毒作为一种偏离和违反社会规范的行为，在此之前，吸毒者必定经历了一个心理准备的过程；确切地说，经历了一个心理危机的过程。科布尔的研究证实了这一点。他在调查中发现，在被调查的吸毒者中有86%的人在吸毒以前是行为非正常者，成瘾者特别是年轻的吸毒者成瘾前的经历，大多有某些品行障碍，如逃学、偷窃、斗殴和少年犯罪等。他们的成绩差，情绪不稳，与社会格格不入，无法适应正常的社会生活。性格是成瘾的基础，发生成瘾者，其人格往往有缺陷，称为"成瘾人格"。通常认为有三种人格缺陷者易产生物质依赖，即变态人格、孤独人格和依赖性人格。这些人格缺陷所表现的共同特征是易产生焦虑、紧张，欲望不满足，情感易冲动，控制能力差，缺乏独立性，意志薄弱，外强中干，奇异，爱模仿。一些心理学家更多的使用"依附性格"来解释吸毒的原因。它的特征是：缺乏自我控制和自我尊重；缺乏对未来的筹划；精神和情绪经常处于抑郁状态。具有依赖性的人格的人，一方面根据快乐原则从毒品中寻求最基本的满足，另一方面他们对吸毒行为的后果置若罔闻，只寻求片刻的满足。其极易对致瘾源产生依赖，但到底染上其中的哪种瘾，则视外界的具体条件。比如，听别人说吸食毒品后可产生美妙的快感，吸毒者就会在好奇心、侥幸心和逆反心的驱使下去体验。

心理学家对海洛因吸毒者测试后发现，海洛因吸毒者存在一些人格弱点：敌意性、进攻性、叛逆性、不负责任、嬉戏性和冲动性。也有人发现，与酒依赖相一致的人格缺陷可以造成对其他物质的依赖。成瘾者的这些人格特征，证明了心理学家所持的这种观点。所以，成瘾行为也是一种自我伤害性病症，伴有意志或道德缺陷。此外，成瘾者的情感承受能力也有缺陷，不善于言语表达，缺乏沟通，依赖性很强，但又找不到合适的人来倾诉，只有把自己的情感封闭起来，一旦承受不了失去控制，就破罐破摔。

以上的理论，都从各自的角度对成瘾行为的心理进行了分析，彼此又有一种共通之处，如都认为成瘾者的自控性比较差等，但是没有任何一种理论能完全独立的把成瘾行为解释清楚。因此，今后在成瘾行为的研究方面，有必要对各种理论进行整合，如将生物、心理和社会三者有机地结合起来，为应对防治成瘾行为提出有力的理论依据。

六、药物成瘾的心理——神经理论模型分析

成瘾过程伴随一系列脑机能和心理机能的改变，成瘾行为是生理和心理机能协同作用的结果。

（一）快感—戒除理论

该理论对成瘾过程的解释是：首次用药是因为药物可导致快感，而药物的重复摄入会使体内平衡发生改变，神经适应性导致了对药物的耐受性和依赖性，以致停止用药就会出现不愉快的戒除症状。根据这一观点，个体所以强迫性用药是为了避免不愉快的戒除症状。虽然基于快乐主义假设的成瘾观点有许多不同的表达形式，但都有一个共同的命题，即最初使用成瘾性药物只是简单地为了追求快乐感的"增高"，而成瘾以后则是为了避免戒除症状的"降临"。最具代表性的理论是拮抗过程模型（见图 2.3）。

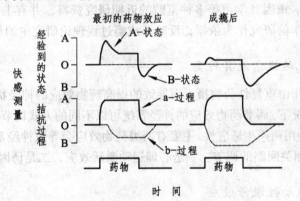

图 2.3 成瘾的拮抗过程模型

根据拮抗过程模型，由一定剂量的药物引起的快感激活了大脑奖赏通路中药物依赖的 a—过程，它反过来又引发负性的或对抗性的 b—过程。通常情况下，b—过程有助于恢复体内平衡并使大脑恢复到正常状态。a—过程和 b—过程的整合导致个体感受到的主观经验状态。当整合效应表现为愉快的药物偏好时（a—过程 > b—过程），个体的体验为 A—状态；而当整合效应表现为不愉快的对抗性药物反应时（b—过程 > a—过程），则个体的体验为 B—状态。高欣快的 A—状态直接由 a—过程引起，而 b—过程则在最初对药物的高峰体验逐渐减退（即 A—状态的减退）以后出现。如果随后继续用药，则 b—过程就会得到加强，并出现对药物欣快感的耐受性（即 A—状态的减弱）。

由于 b—过程的持续时间比 a—过程更长，当药物效应衰减后，不愉快的戒除症状就会出现（B—状态）。以后随着重复用药，只有 b—过程在维持，从而加剧了用药剂量的增加和神经耐受性的提高。这时，即使很小剂量的药物也能激活 b—过程，并不断引发戒除反应。

（二）诱因—易感化模型

该理论的核心观点是，长期吸食成瘾性药物会改变与 NA_{cc}（即伏隔核）相关的脑系统的功能，而后者是负责调节诱因性动机和诱因突现性功能的组织。因此，成瘾性药物长期刺激这些神经回路会使其逐渐对药物的作用以及与药物相关的中性刺激变得非常敏感，即神经易感化。神经易感化导致成瘾者在心理上内隐性地通过诱因突现来表征药物与药物相关线索的特性，并引起对用药的病理性"欲望"，从而导致强迫性的药物寻求、药物摄入和复吸行为。他们认为，诱因—易感化是成瘾过程和复吸行为的关键所在。这一模型整合了成瘾过程中的情绪、动机、诱因和学习等多种范畴的近期研究资料，并有丰富的神经心理学和神经药理学的研究作为依据，反映了成瘾过程理论研究中的最新进展。

1. 易感化的概念及其种类

易感化是指由重复性药物摄入而导致的提高药物效应的神经特性。在重复性药物摄入的情况下，调节药物效应的神经系统可以不同的方式调节不同的药物效应，并对重复性用药产生适应性。主要有两类药物效应会导致神经系统的易感化，并都受 NAcc 相关回路的调节：一是心理运动激活效应，二是诱因性动机效应。

2. 心理运动性激活效应

激活效应是指服用成瘾性药物提高了成瘾者对该药物的唤醒、注意和运动行为，从而增加其针对该药物的移动、探究和趋近行为的强度和频率。许多成瘾性药物都很容易导致神经行为的易感化，如苯丙胺、可卡因、鸦片、苯哌啶醋酸甲酯、酒精和尼古丁等。易感化的最重要的特征是其持续性。研究显示，在药物治疗停止以后，动物的心理运动易感化还会持续几个月甚至几年。而且，一旦易感化过程完成，大多数个体会出现交叉易感化，即对一种药物的易感化可引起对其他药物甚至中性刺激（例如压力），这样也形成易感化。

从神经心理机制上考察，神经系统易感化及其心理运动激活效应涉及 NA_{cc} 一相关回路，从腹侧区、黑质到伏隔核 NA_{cc}、纹状体的多巴胺投射区，以及前额皮层、杏仁核和海马区域，被通称为 NA_{cc} 特性与功能的持续性改变。有研究表明，

NA_{cc}—中型棘突神经元的多巴胺 D1 受体在易感化后变得高度敏感,同时新皮层、杏仁核和海马中的神经元也可在 NA_{cc}—中型棘突神经元释放谷氨酸。

易感化也与神经细胞的物理结构的持久性改变有关。在易感化的动物身上,NA_{cc}—中型棘突神经元的细胞和前额皮层不仅存在树突长度和树突分枝分布方面的改变,而且与刺激谷氨酸产生突触兴奋直接相关的树突的密度和树突棘也发生了改变。这些与易感化相关的树突结构的变化可能反映了这些脑区突触联结模式的改变,因此就有可能改变 NA_{cc}—相关回路的信息加工过程。目前,研究者普遍认为,易感化过程很可能伴随着大脑奖赏系统的重大重组。

3. 诱因性动机效应

神经系统的易感化提高了成瘾者对药物奖赏的"欲望",药物成为引发药物寻求和用药的最直接而强烈的诱因。研究表明,易感化降低了老鼠对药物摄入剂量阈限的自我控制,促进了其学习速度。它们为了得到药物奖赏,比正常老鼠更努力地完成操作性任务。易感化使老鼠更容易形成对与药物奖赏相匹配的条件化位置偏向效应,并提高老鼠获得药物奖赏的动机。近期,在有关复吸的动物模型中发现,易感化与行为戒除后启动药物注射恢复药物寻求反应的能力有关。基于上述动物实验研究,可见诱因突现性可以使中性刺激转变为强大的诱因,能够吸引成瘾者的高度注意,使其表现出对药物更"想要"的渴望。表征药物线索与诱因突现性的易感化具有情境特异性,正是它导致了强迫性药物寻求和反复性的复吸。

4. 易感化模型中学习与情境的作用

神经易感化本身不是学习的结果,但学习确实影响行为易感化的表达和诱发。支持上述观点的证据主要来自动物实验研究证明。如果在一个特定的情境中对老鼠进行反复的药物处理,使其对这一环境产生牢固的心理运动易感化,然后再把实验老鼠置于从未经验过药物的环境中,而它却不会表现出行为易感化。这不是因为药物处理不能诱发老鼠的神经易感化,而是因为有关情境的学习调节着神经易感化在特定地点或时间的表达行为。专家把这一现象称为"情境特异性"。学习对易感化行为表达的调节作用有两种方式:

① 抑制性联结过程可以在禁止用药的环境中阻止易感化的表达。

② 在药物期待情境中,激发条件性联结可提高对药物的心理运动反应,这两个过程共同调节着易感化的表达。

这也就可以解释在现实生活中,为什么情境因素常常对于药物渴求感的产生和复吸的发生起着关键作用。

第 3 章

生理戒毒

生理脱毒是强制隔离戒毒的第一个时期，其核心是对生理上戒除毒瘾，摆脱对毒品的生理依赖。本章通过生理戒毒的原理、生理戒毒的方法、生理戒毒过程中的心理辅助和生理戒毒的评测等四个方面的探究，试图解决生理脱毒期中的几个典型问题：生理戒毒的原理是什么？有哪些常见的生理戒毒方法？在生理戒毒过程中如何进行心理辅助？如何评测生理戒毒的效果？

第一节　生理戒毒的原理

一、什么是生理戒毒

生理戒毒是戒毒治疗的第一个阶段，是指在隔绝毒品的条件下，通过药物和非药物手段，以消除或减轻药物依赖者急性戒断症状、恢复自然生理状态为目的的治疗过程。这个过程也被称为脱毒过程。

能否顺利完成生理治疗是关系到治疗者能否进入下一阶段治疗的关键。生理治疗应尽可能地减轻或者消除戒断症状，同时治疗躯体并发症。因此，生理治疗过程应针对受治者个人的具体情况确定治疗药物和治疗方案，以最有效地控制戒断症状和治疗并发症，使整个脱毒过程安全、顺利，并为下一个阶段的康复治疗创造条件。

完成生理治疗并不是治疗的结束，而是进一步治疗的开始，它仅仅意味着受治者躯体状况的消除或基本消除，而更多的，诸如行为、情绪、态度、思维、职业技能和社会适应等方面的问题，还有待于在随后的康复治疗中加以解决。单纯的生理治疗，其效果是有限的，它不能替代整个戒毒治疗。

二、生理戒毒能解决什么问题

生理戒毒中所要解决的问题并不是戒毒过程中要解决的全部问题，生理戒毒只是其中的一个阶段，这个阶段有其本身的侧重点和治疗目的。就吸毒者而言，其吸毒行为包含两个方面的问题——依赖与成瘾。前者表现为戒断症状，后者则表现为对毒品的强烈渴求感。从这个意义来讲，生理戒毒的侧重点应该放在解决依赖方面——减轻和消除戒断症状。

生理戒毒的目的主要有：

（1）尽可能缓解和控制戒断症状。

（2）使脱毒者能以合作、信任的态度和方式接受进一步的行为矫正、心理治疗和康复训练，为进一步康复创造条件。

（3）帮助脱毒者认识到吸毒有关的高危行为（共用注射器、无保护性行为），以减少危害。

三、生理戒毒原则

在生理戒毒过程中，应把握以下原则：

（1）尽可能控制戒断症状，确保脱毒成功。

（2）单纯的脱毒治疗模式、单纯的治疗方法和治疗药物，不能适用于所有脱毒者，应根据脱毒者的吸毒史、吸毒量、身体状况、住院时间，采取不同的脱毒方法和不同的脱毒药物。

（3）实事求是。在这个过程中，戒毒者要实事求是地对待脱毒过程中出现的戒断症状、并发症和躯体其他疾病的诊断和治疗。

第二节　生理戒毒方法

目前，在生理脱毒期常用的生理戒毒方法有非药物脱毒法和药物脱毒法两类。

一、非药物脱毒法

非药物脱毒法有干戒法和理疗脱毒法两种。

干戒法也称为自然戒断法或"冷火鸡"法。是指停用毒品后出现戒断症状，但不经过药物治疗，而是通过身体的自然恢复过程达到戒断症状的缓解。其办法简单，节省开支，不足之处是患者比较痛苦，对患有呼吸循环系统合并症的患者有加重症状的可能。因此，要求患者要有信心和较强的意志。

理疗脱毒法是指用物理治疗方法刺激神经，促进内源性脑啡肽分泌，减轻或缓解戒断症状。目前临床常使用的理疗脱毒治疗有韩氏戒毒治疗仪。

韩氏戒毒治疗仪是由北京大学神经生理学家、中国科学院院士韩济生教授研究发明的一种电子脉冲式穴位神经刺激的治疗仪器，是传统的中医经络学说与现代医学理论相结合的成果。韩氏戒毒治疗仪用其特定的频率和波形刺激皮肤和深部组织，使神经纤维兴奋，减少疼痛信息向中枢传递，同时又能有效地促使中枢的不同脑区释放阿片肽类神经递质以及五羟色胺、去甲肾上腺素（NE）等神经化学物质，加速自身阿片肽类物质的生成和释放，阻滞中枢神经细胞向外周神经传导疼痛信息，提高全身的抗痛能力，缓解阿片类的戒断症状，明显减少依赖性药物的使用，不会产生"成瘾性"，临床上发挥了显著的治疗效果。

韩氏戒毒治疗仪具有较强的实用性和可操作性，能够随时进行对症治疗，达到缓解症状、抑制心瘾、维持操守的作用。现代医学研究证明，韩氏戒毒治疗仪不但对阿片类物质治疗有效，对可卡因和摇头丸等物质所造成的脑损害也有促进功能恢复的作用。但要注意的是，不可用于埋置有心脏起搏器的病人，以免诱发心律紊乱。有严重心脏疾患的病人，需医生亲自操作或在医生的指导下操作。

针灸治疗也是一种有益的辅助疗法，目前在许多戒毒场所得到应用。针灸作为脱毒的辅助疗法，具有安全、有效、方便等特点。针灸不仅能够改善吗啡戒断后的焦虑，而且可能影响中枢去甲肾上腺素（NE）的含量，降低中枢神经细胞的兴奋性，抑制其传导过程，起到抗焦虑的作用。吸毒可以造成胸腺和脾脏的萎缩，免疫功能的下降，使吸毒者易患感染性疾病。针灸可以提高淋巴细胞的增值能力，加强免疫功能。

另外，太极拳、手术治疗、深部脑刺激术脱毒疗法等也得到一些运用。戒毒机构可根据戒毒者的实际情况进行选择和运用。

二、药物脱毒法

目前国内公认的方法有四种。即：替代性药物脱毒法，非替代性药物脱毒法，快速脱毒法，中医中药脱毒法。

1. 替代性药物脱毒法

目前，这种方法主要以美沙酮和丁丙诺啡进行脱毒治疗。美沙酮是阿片受体激动剂，丁丙诺啡是阿片受体半激动剂、半拮抗剂，两种药物与阿片类药物都能产生交叉依赖和交叉耐受，可以替代阿片类药物。丁丙诺啡的止痛效果不低于美沙酮，是吗啡的 25~40 倍，连续给药，可产生耐受性。依赖性潜力比美沙酮弱，药物安全性较高，对呼吸中枢抑制较弱，能有效控制海洛因的戒断反应。

美沙酮属于强效阿片受体激动剂，可以口服，作用效能的时效可达 24~36 小时。由于本品不良反应轻微，又具备与其他阿片制剂的交叉耐受性，故自 20 世纪 50 年代中期开始试用于临床治疗阿片戒断综合征，即应用于海洛因成瘾的去毒治疗。许多治疗在结束主要的替代递减治疗之后，再给予较小剂量的美沙酮进行巩固。

应用该药物进行治疗的方式有两种：

一种是住院治疗。即在一定的机构中，如医院、戒毒场所，进行戒毒治疗。

另一种是院外治疗。即通过门诊的方式进行戒毒治疗。一些院外戒毒计划允许戒毒人员控制自己的美沙酮使用剂量，或者给予戒毒人员一定的增加或减少美沙酮剂量的权利。为了加强这种门诊戒毒疗法的效果，戒毒专家还对戒毒人员进行其他方面的治疗和服务。例如，个别心理治疗和集体心理治疗、危机干预、家庭治疗、医学治疗、法律服务、职业指导和就业帮助。

2. 非替代性药物脱毒法

目前，这种方法主要以可乐定和洛非西定进行脱毒治疗。可乐定和洛非西定是中枢 α-受体激动剂。本法脱毒效能有限，但起效快，无依赖性。

3. 快速脱毒法

快速脱毒法是在浅麻醉状态下进行脱毒治疗的方法。它是引入盐酸纳洛酮和盐酸纳曲酮等（NTX）阿片类毒品拮抗剂，利用受体结合占位原理，排斥外源性阿片类物质，达到快速脱毒作用。其治疗方法时间短，并能快速接续盐酸纳曲酮的维持治疗，其监测技术要求高。

盐酸纳曲酮是阿片受体纯拮抗剂，在脑中与阿片受体有着很强的亲和力，能明显地减轻或完全阻断阿片物质所产生的效应，即使再滥用毒品也不产生欣快感，可以达到淡化心理渴求、减少复吸的目的。该药物有口服片剂，也有肌肉注射用的长效缓释微球制剂。其药理作用机制明确，作用时间长而且副作用小，在实践应用中取得了良好的临床效果，是美国和中国国家食品药品监督管理局推荐的防止阿片类依赖复发的首选药物。使用该药物后，可能会出现无力、疲乏、不安、焦虑、失眠、食欲不振等症状。这些症状可能是短暂的，随着时间的延长有的症状会逐渐缓解。但是对于这些临床症状，应注意与脱毒期稽延性戒断症状之间的鉴别。另外，使用大剂量的 NTX 可引起中毒性肝损害，出现转氨酶升高等现象。

我们要注意的是，小剂量使用不会出现欣快感，大剂量使用则会出现严重中毒症状，甚至昏迷死亡。病人服用该药物期间如果需要使用镇痛药物，应选择非阿片类镇痛药物。

该药物维持治疗能达到延长操守时间、预防复吸的作用，这已经被世界医学界所证实。治疗期间的稽延性症状、焦虑抑郁程度、渴求强度和社会歧视是影响治疗的主要因素。因此，药物治疗、心理治疗、行为矫治以及社会帮教等应相结合，以淡化心瘾，维持操守，预防复吸。同时，应强调家庭和社会的支持对于维持操守、预防复吸具有不可替代的作用。

4. 中医中药脱毒法

中医中药脱毒法是我国戒毒治疗的一个特色，目前正受到全世界的瞩目。中医中药脱毒是采用天然纯中药制剂，调整机体的阴阳平衡，固正补气，扶正祛邪，解毒止痛，安神滋补。脱毒中药不仅能减轻急性戒断症状和稽延性戒断症状，而且还有滋补身体、恢复组织功能、增加免疫力等功效。但是，对于重度海洛因依赖者，单纯使用中药不能完全控制急性戒断症状，所以需要结合使用一些西药。中医中药为抗复吸药物的研制和开发开辟了一条新路。目前国家批准的戒毒中药品种有益安回生口服液、福康片、济泰片、扶正康冲剂、安君宁微丸、玄夏脱瘾胶囊、参附脱毒胶囊等。

这里我们以益安回生口服液为例，该药物属非麻醉性纯天然中药，由红参、附子、肉桂、砂仁等十几味珍贵中药材提炼精制而成，具有温补脾肾、益气活血、宁心安神、理气止痛、脱毒止瘾等功效。不含有麻醉成分，不具有吗啡样作用，无依赖性。适应于阿片类药物依赖者早期戒断症状的脱毒治疗、慢性稽延性戒断症状的康复治疗，同时具有恢复改善机体功能的作用，为中西结合戒毒治疗探索了新的有效途径。

三、脱毒方法的选择和治疗时间

在脱毒治疗的方法和治疗时间的长短方面，应根据毒品的纯度、患者的吸毒量、吸毒时间、患者的身体状况以及有无合并症等选择。临床上通常按毒瘾轻、中、重三级的轻重等级选择脱毒治疗方法。

（1）轻度：选择中药脱毒法、非替代性药物脱毒法、理疗脱毒法，时间为 10～15 天。

（2）中度：选择替代性药物脱毒法、非替代性药物脱毒法、中药脱毒法或中西医结合治疗法，时间为 10～15 天。

（3）重度：选择替代性药物脱毒法或中西医结合治疗法，时间为 15 天以上。

脱毒治疗的方法很多，采用药物脱毒法最好，患者容易接受。同时结合物理治疗会加快患者的康复，减轻后期的稽延性症状，减少其他有依赖性药物的使用。

由于多数患者有多药滥用现象，脱毒治疗期间要注意镇静药物的替代递减治疗，同时对抑郁、焦虑等精神症状也要进行一定的药物治疗。但是在结合使用抗焦虑和镇静催眠药物时，要注意由于药物的协同作用而造成的呼吸抑制等症状。因此，在结合使用止痛、镇静药物时，应注意两类药物的使用时间和剂量。

四、配合治疗

1. 支持疗法

阿片类药物依赖者，由于长期吸毒，造成营养缺乏，身体消瘦，尤其是在脱毒治疗阶段，常出现呕吐、腹泻、食欲不振等症状，还可能造成不同程度的脱水、电解质紊乱。因此，加强支持疗法在脱毒治疗阶段的作用显得尤为重要。

使用支持疗法，首先应注意合理调整饮食，保证足够的营养和微量元素的摄取。对戒断症状严重者，应在早期积极地做静脉补液，调整电解质，补充能量，补充营养维生素，并安排休息。

2. 焦虑情绪和顽固性睡眠障碍的治疗

阿片类物质依赖者在脱毒治疗阶段焦虑情绪和顽固性睡眠障碍表现突出。焦虑导致睡眠障碍，睡眠障碍使焦虑情绪更加严重，两者相互作用，形成恶性循环。因此，在脱毒治疗阶段积极地抗焦虑、镇静、催眠是非常必要的。

3. 镇静睡眠药物的治疗

镇静睡眠药物滥用最多的是三唑仑、地西泮等苯二氮卓类药物。由于镇静睡眠类药物的戒断症状不亚于阿片类戒断症状，有的甚至可能出现惊厥、癫痫、抽搐、窒息等严重的并发症。因此，在戒毒治疗过程中，对多药滥用现象应该予以重视。

五、培养对治疗性药物的依从性

依从性也称顺从性、顺应性，指病人按医生规定要求进行治疗的行为，习惯称之为病人"合作"，反之则称为非依从性。依从性可分为完全依从、部分依从（超过或不足剂量用药、增加或减少用药次数等）和完全不依从三类。在实际治疗中，这三类依从性情况各占 1/3。病人的依从性对药物治疗成功与否具有重要的意义，治疗措施的落实应用是治愈疾病的前提。若病人不服从治疗，不能按时服药，则不能达到预期的治疗效果，造成医疗卫生资源的浪费。阿片类药物依赖作为慢性复发性脑疾病，是一个世界性难题。阿片类药物依赖的防复吸治疗是一个复杂的综合治疗过程。被动服药和主动脱失则是防复吸治疗失败的主要原因之一。戒毒人员回到社会后，如何提高药物使用的依从性，减少脱失和漏服现象，是防复吸治疗的一个重要方面。

第三节　生理戒毒过程中的心理辅助

吸毒对个体的伤害除生理方面外，更重要的是造成吸毒人员心理或精神方面的损害，使吸毒人员的人格发生深刻的变化。因此，生理脱毒期中只有给予心理上的辅助，才能更加有效地面对生理脱毒所产生的戒断症状。本部分在介绍生理戒毒阶段戒毒人员的心理症状和特点的基础上，重点讨论该阶段心理辅助的方法。

一、生理戒毒阶段的心理症状和特点

吸毒人员的一个突出特点，就是精神系统出现了障碍或变异。在相当多的国家，吸毒人员首先被视为精神戒毒人员。从这一角度上说，吸毒人员既给社会造成了危害，同时又是毒品的受害者；既是一个应当对自己的行为负责的违法者，也是一个需要社会的帮助、治疗和康复的戒毒人员。经过脱毒治疗，戒毒人员的身体初步得到了恢复，注意、记忆、思考的能力也比吸毒时有所改善。但是，由于戒断综合征的出现，再加上有些人多次戒毒失败，心理上会有很多的负面影响。

综合来看，它主要表现在以下三个方面：

1. 认知方面的特点

戒毒期间是戒毒人员心理活动最复杂多变、心理矛盾和冲突最强烈的时期。如自尊与自卑的矛盾，理想与现实的矛盾，感情与理智的矛盾，知与行的矛盾，需求与满足的矛盾，这些内心矛盾使得戒毒人员常处于感情的旋涡之中。我们常看到不少戒毒人员在戒毒初期很短时间内就戒断了生理上的毒瘾，当他们为自己取得的成绩沾沾自喜、对前途充满了信心时，却听到充斥于戒毒场所的"毒瘾易除，心瘾难戒""一朝吸毒，十年戒毒，终生想毒"等论调，看到"二进宫""三进宫""多进宫"吸毒人员的泛滥后，又很快陷入了沮丧、失落的情绪之中。正是因为戒毒人员缺乏正确的认知方式及良好的心理素质，使得自己不善于进行自我调控，对挫折和困难没有足够的心理和能力准备，从而容易对戒毒期间出现的新情况、新问题感到无能为力，以致进一步加深心理失衡及心理变异。

2. 人格特点

近年的戒毒研究表明，大部分吸毒人员的人格特征表现为非积极进取，缺乏激情，缺乏社会交往和逃避现实。吸毒后，因受社会、家庭对戒毒人员负面评价的影响，在就业、交友、婚姻、经济等方面面临巨大的阻力，进而引发和加剧吸毒人员情绪、人格等方面的不良状况，刺激对毒品的渴求，并使吸毒人员借助毒品麻醉自己以暂时摆脱眼前的困境。当承受社会、家庭及周围环境的负性评价累积到一定程度时，就有可能从无奈、自卑、逃避、封闭的心理转化为对社会和家庭的不满、仇视、报复等心理，逐渐发展成为反社会型人格障碍。

调查显示，吸毒人员都具有意志力薄弱、行为退缩、缺乏信心等回避型人格特征，其抑郁、焦虑等神经症状表现显著高于一般人群。吸毒人员性格孤僻、多疑、抱怨，再加上其反社会型人格特点，使之难以适应戒毒场所环境，难以与其他人员建立良好的人际关系。吸毒人员遇事缺乏理智，易走极端，很难接受戒毒场所工作人员的教育，有时甚至强烈抵制和对抗。

3. 情绪、情感方面的特点

由于戒毒人员具有特殊的心理问题，其情绪、情感也不同于常人，主要表现在以下几个方面：

（1）情绪不稳定。戒毒人员由于接触不到毒品，生理、心理上均会产生强烈的不适应，容易出现焦虑、烦躁的情绪，个人情绪极不稳定。而且，由于海洛因、鸦片等阿片类和大麻类毒品能够在一定情况下产生欣快感，虽然戒毒人员难以获得毒品，可一些特定因素仍会唤起对吸食毒品的感受，对毒品的心理渴求将长期存在。

（2）丧失生活信念，自尊心弱。吸毒人员在吸毒后，往往被家庭和社会厌弃，或婚姻破裂，或同朋友分手，或就业无望。这些因素造成戒毒人员明显的负性情绪，使其对自己的人生不再抱有希望，缺乏重新生活的勇气，情绪低落，逃避现实，对自己评价过低，感觉无能等。这些负性情绪对于戒毒人员来说无疑是致命的，它们有可能使戒毒人员丧失戒毒的动力而再次依赖毒品。

（3）孤僻、多疑、易抱怨。多年的吸毒、戒毒经历以及心理的变异和人格的改变，往往使戒毒人员失去了亲人、朋友的信任和关爱，使得他们无法与他人建立良好的人际关系，养成多疑、孤僻的性格，对家庭和亲人情感淡漠，自卑、多疑，对他人失去信任，对事物失去信心和兴趣。

（4）精神高度紧张、恐惧、孤独、空虚，思维混乱，易于发怒；敌对性和攻击性增强；情感脆弱、抑郁，经受不住挫折。

（5）追求即时的满足，缺乏羞耻感，伦理道德扭曲。

二、生理脱毒期的心理辅助

1. 希望唤起

（1）树立合适的目标。

当戒毒人员渴求毒品时，这种渴求并不是不可遏制的，戒毒人员之所以急切地想满足自己，是因为他们认为自己此时必须使用毒品。这时医护人员

（管理人员）会改变戒毒人员的这种观念。医护人员（管理人员）可以设计出一些戒毒人员想用毒品时而可以不用毒品的办法，戒毒人员自己也要配合。可以尝试用这个问题，"我一天都没有用药，这么做之后我第一件想做的事是什么？"要学会给自己树立合适的日常生活目标。

（2）发现例外。

当戒毒人员有了变化时，变化就是例外。虽然开始治疗时发现变化会很难，但只要坚持下去就能一步步达到目标。自己要善于发现过去常常会出现但现在逐步消失的问题。可以问自己，"从什么时候开始过去的问题（如对药物的渴望）不存在了？它们不再成为我生活的主宰了？我的感觉有什么不同？"

（3）把问题量化。

在治疗过程中准备一个表明自己不同状态的刻度尺。在这个刻度尺上，0代表没有能力应付问题（如对药物的渴望），而10代表能成功地解决问题（如没有使用药物或其他代用品）。可以拿着尺子问自己：当我刚参加治疗时在哪个刻度？现在处于哪种状态？我有了哪些变化？目的是让戒毒中的自己看到进步，建立起成功的信心。戒毒人员可以认识到自己能做到什么，认识到疾病康复的可能性。

2. 自我管理

药物和医护人员（管理人员）的帮助，只能起到暂时的缓和作用，根除毒瘾还必须靠戒毒人自己，靠有效的自我管理。戒毒人员必须先学会增强自我控制力，学会延缓满足。这是帮助自己增强自身意志力的一个重要因素。

吸毒人员通常都很明白吸毒的危害性，愿意戒毒，也会进行自我控制。但是，这种自我控制总是没有效果，总是一边对自己说"我不应该吸毒，我一定要戒毒"，但一边又吸毒不止，然后再责骂自己意志薄弱、没有恒心。在行为主义者看来，把不能戒毒这样一种行为缺陷归因于戒毒者意志力弱是不能解决任何问题的。

行为疗法认为，产生这种现象的原因是即时后效与延迟后效之间的矛盾，也就是轻微的即时惩罚与更严厉的延迟惩罚相对立。当吸毒人员因一时吸不到毒品而难受或得不到欣快感时，出现即时惩罚；如果无法抗拒即时惩罚而继续吸毒，那么会更严重。毒瘾加重，发作时更为痛苦，甚至随时有可能死亡，这就是延迟后效。

按照正常的道理来讲，应该是延迟后效在吸毒人的心中占上风。然而，对于戒毒人员而言，却往往是即时后效占了上风。从这种情况来看，戒毒的失败乃是追求长远目标的意愿——戒毒后身体康复、重新做人，它不敌直接后果——吸毒后的欣快感，因而有效的自我管理的目的就在于帮助戒毒人员克服即时后效。

戒毒人员要逐步培养自己对痛苦反应的自我管理能力，提高自控能力，学会自我心理调节。即用自身的意志力抑制对毒品的渴求，把不良心理转化为良性心理状态，则戒毒的效果会事半功倍，而且也可以给后续的康复治疗和回归社会训练打下良好的基础。

（1）有效的自我管理计划。

有效的自我管理计划有五项特质：

① 采取混合策略，通常比采取单一策略有效。

② 必须持续地应用策略。如果在设定期间内不能有规律地执行，则效果将大打折扣，无法产生明显的改变。

③ 必须订立实际的目标，并评估达到的程度。

④ 自我强化是自我管理计划中的重要部分。

⑤ 保持改变需要环境的支持。

（2）制定有效的自我管理计划。

成功的自我改变是从设定切合实际的目标和制定一个具体的、可达到的行为变化计划开始的。

在自我管理计划中，人们自己决定想要控制或改变哪些特定的行为。例如，控制吸烟、喝酒及吸毒行为。人们经常发现自己不能达到这些目标的主要原因是，缺乏一定的技巧或对某些变化的期望不切实际，如对戒毒的长期性、艰巨性认识不足。虽然希望是发生变化的一个治疗因素，但不切实际的希望可能会导致自我改变计划中的各种失败。正是由于在戒毒方面存在种种不切实际的希望，戒毒人员只要发生偶吸，往往就认为自己完全失败，坚信使用药物是不可接受的，而没有给出犯错误的空间；一旦越界，便感到非常可怕，难以接受内心的冲突。为了降低这种负性情绪，戒毒人员就会倾向于过去一贯采用的不良应付方式——继续吸毒，并将自己重新定义为无助的依赖者，不再进行任何努力，导致完全的复吸。由于这些不切实际的期望，使得自我管理常常从开始就注定要失败。

自我管理的具体方法分为很多步骤。美国心理学家威廉斯和洛恩提出的五个步骤的自我管理模型运用比较广泛。这五个步骤：选择目标，监测靶行为，改变情境因素，评估行为计划和巩固收获。按照这五个步骤，戒毒人员可在心理医护人员（管理人员）的协助下，制定一个详细的行为计划。

自我管理的成败关键在于这个管理计划能否坚持不懈地实施。戒毒人员在戒毒过程中，经常屈服于行为的即时后效而损失长期利益，在戒毒过程中也很难保证自我管理计划的执行不出现类似的情况。为了克服这个困难，自我管理也常常结合运用行为合同策略。行为合同策略要求在进行心理治疗的同时，被治疗的人即戒毒人员要与一名或几名支持者签订一项合同。合同中明确阐明各方的义务和责任、执行方式等。比如：戒毒人员应该做些什么，他完成情况的衡量标准是什么，其他人应该做什么，奖励和惩罚的手段、方式，具体的管理办法等。

① 选取目标。开始阶段先要确定行为要作何改变。一次只应建立一个目标，并且该目标是可测量的、切实可行的、积极的以及对戒毒人员来说是有意义的。

② 监测靶行为。自我指导变化的重要一步是自我监控的过程。在这个过程中，需要戒毒人员正确而详尽地观察自己的行为。保存行为日记是观察行为的一种最简单的方法，将发生的特殊行为记录下来；如有可能，请医务或管理人员对相关的因果关系加以评论。

③ 改变情境因素。接受管理人员或医务人员的评估后，设计出一个行为方案以达到实际的改变。这些改变可能包括一些方法，如惩罚、行为契约和社会支持等。

④ 评估行为计划。计划随着自己达到目的方式的改变而不断地调整和修正。在拟定行动计划之后，如果戒毒人员学到以其他方式达到其目标时，就需要调整修改计划，不能一次了事。成功的评估计划有以下特征：

第一，定出规则说明在各种不同情境中应使用何种技术去改变何种行为。

第二，拟定明确的目标与子目标。

第三，备有回馈系统，评估进步的情形。这大部分来自自我观察。

第四，比较目标及子目标与回馈之间的差异，以评估进步的情形。

第五，在条件改变时能调整计划。

这个计划可以和负责管理的人员一起制定。

⑤ 巩固收获。自我奖赏（如允许自己参加愉快的活动）是很有用的强化物。

3. 心理支持咨询

心理支持咨询，顾名思义就是在戒毒过程中提供心理支持。心理支持咨询采用心理学知识和原理，以类似谈心和说理等方式进行。最常用的方法为倾听、指导、劝解、鼓励、安慰疏导以及保证等。

心理支持咨询，不论采用个别交谈还是集体治疗的形式，都是医护人员（管理人员）应用语言作为治疗的手段。戒毒人员可以从医护人员（管理人员）的语言中获得对内心所存在的正常的欲望、要求、思想与方法的支持，获得克服那些错误的、有害的心理与行为，树立起正确的态度和对疾病治愈的信心。

心理支持咨询的理论基础是通过心理支持咨询，增强心理平衡调节系统的机能，增强对心理紧张状态的承受力，支持病人采取正确的摆脱心理紧张状态的方法，以克服病理性的、不正确的方法；指导病人去克服那些悲观、焦虑、恐惧、失望的心理，从而使病人与医护人员（管理人员）能密切配合，取得更好的疗效。近年来，国内一些地区开展的危机干预及心理热线服务，均借助、融合了该疗法的很多技巧。

另外，在生理戒毒中的自我心理援助方面，可以参见第四章内容。

第四节　生理戒毒的评测

脱毒成功了吗？可以摆脱毒品了吗？在这部分，我们来探讨生理戒毒评测与脱毒后的注意事项。

一、生理戒毒完成的标准

接受生理戒毒并不意味着脱毒成功。在实践中有很多病人并没有完成生理治疗或没有达到脱毒标准，只有同时符合以下四条方可认为达到脱毒成功。其标准为：

（1）停止使用控制或缓解戒断症状的药物，包括用于替代递减的阿片类药物和用于控制戒断症状的其他药物。

（2）急性戒断症状完全或基本消除，或仅残留少量轻度的戒断症状。

（3）尿毒品检测阴性。

（4）纳洛酮促瘾试验阴性。

当然，以上标准主要是针对海洛因等阿片类依赖而言。其他药物依赖，如摇头丸、大麻、K粉，因为没有明确的躯体戒断症状以及没有特效的拮抗药，一般不需要脱毒治疗，此标准并不适用。

二、生理治疗者在脱毒完成后必须注意并正视的问题

生理治疗只是戒毒的第一阶段，并没有完成戒毒，因此会出现很多问题，需要我们去面对。

（1）慢性稽延性戒断症状。刚刚脱毒的个体，神经系统并未完全恢复，尚处于再调整阶段，需要一个漫长的过程。此时，大部分人会出现不同程度的睡眠障碍、情绪波动、心境不佳、烦躁、浑身酸软无力、关节肌肉疼痛等，有时还会有流泪、流涕等症状，此即为慢性稽延性戒断症状。面对这类症状，会自然想到毒品，并产生"再吸一口"的冲动，因此，要冷静，不能因"一口"而断送脱毒成果。

（2）渴求。渴求是药物依赖者的一种反复出现和不可抑制的、强烈、顽固的一种渴望与冲动。渴求感是产生复吸的十分重要的原因。

（3）躯体疾病。脱毒后的相当长时间内，机体抵抗力是比较差的，容易患躯体疾病，本属正常。但是，由于疾病，有些脱毒者为了解决疾病，就会自然想到治理疾病的"灵丹妙药"——毒品，这样，又会引起复吸。

（4）行为问题。由于长期吸毒给公众的印象，脱毒者与社会和正常人之间形成一道屏障，难以回归正常社会。

（5）家庭问题。脱毒后面临的一个重要问题是如何顺利回归家庭，这个问题解决不好，会由于失去家庭支持而重蹈覆辙。

（6）职业问题。长期吸毒后，吸毒者的职业功能受到明显损害，甚至丧失。生理治疗后，脱毒者的职业功能是不可能在短期内得到恢复的，特别是有的吸毒者本来就缺乏职业技能。

（7）社会问题。长期使用毒品后，吸毒者会慢慢失去正常朋友，只剩下一些吸毒的朋友。对于他们而言，由于大家都使用毒品，所以都平等，没有歧视，有安全感。这就是吸毒者的同伴环境，不脱离这个环境，复吸只是时间问题。

第四章

心理戒毒

"身瘾易除，心瘾难戒。"防"复吸"是强制隔离戒毒工程中最大的难题之一。就强制戒毒流程而言，康复期不仅仅是生理或身体的康复，更重要的是对毒品心瘾的戒除，是心理上的重建时期，是吸毒者生命重建的开始。本章从毒瘾与心瘾、复吸的心理机制、心理戒毒的方法与技巧、心理戒毒中的生理辅助和再吸毒可能性的心理测试等五个方面进行心理戒毒的论述。

第一节　毒瘾与心瘾

一、毒瘾与心瘾的区别

1. 表现的区别

狭义的毒瘾是指人对毒品的异常性依赖。当脱离吸食毒品时，往往表现为躯体上的不适。如：最初表现为哈欠、流涕、流泪、出汗等，逐步发展为软弱无力、失眠易醒、情绪恶劣，易激惹、抑郁等。心瘾是毒瘾的续延结果，是由于经过长期的吸毒—戒毒—复吸的过程，逐步发展成生活习惯、生活理念、人格、行为能力等一系列的异常改变，如消极的人生观、丧失责任感、人格分裂、性情易躁、逆反行为等。

2. 治疗时限的区别

对毒品的依赖是比较容易脱掉的。目前通常采用的是 M—B 综合治疗方案，一周内 24 小时监护、安全脱毒，一般再有 30～40 天的疗养期，便可以达到基本的躯体康复。而心瘾的依赖主要是心理性依赖，是一个比较缓慢的形成过程。它是人的思维方式、思维习惯的异常改变，从而引发了一系列行为习惯的改变，并随着复吸往返的过程更加固守。所以，戒治心瘾是一个需要很长时间来作康复的过程。

3. 治疗方法的区别

毒瘾的治疗通常是采用在隔离毒品的环境条件下，使用替代药品或脱毒的药品配合疗养，逐步控制，从而暂缓症状。心瘾的治疗是以心理干预—心理自救为主的心理治疗过程，它是对吸毒人员的生活理念、生活方式、人格倾向及行为进行的矫治。

二、对毒瘾与心瘾机理的探索

毒品的成瘾性，不仅表现在吸毒者对毒品的生理依赖上，更表现在心理依赖上，医学上称之为"想瘾"或"心瘾"。所谓"心瘾"，是指吸毒者即使在消除了毒品的戒断反应后，仍无法忘怀毒品带给他们的美妙感觉和异常欣快感。他们对毒品心理上的欲望和渴求，往往超过生理上所承受的痛苦。于是，许多人在戒断毒品后，又复吸，而且复吸率达到95%以上，全世界都无例外。因此，长期禁毒才是摆在人类面前的一道难题。

究竟是凭着什么使吸毒者欲罢不能（上瘾）的呢？近一个世纪以来，世界各国的专家从没放弃过这方面的研究。

我们不妨来看一个所谓巴甫洛夫狗的动物实验：在数月以前，实验员K给一条狗注射了吗啡，并直到成瘾。然后，实验员销声匿迹，再也不同狗接触。接着，其他人对狗进行了脱瘾戒毒治疗，并经科学仪器反复测试，证实狗的体内确实已没有毒品。而当实验员K再次出现的时候，这只狗的两耳尖锐地竖起，全身痉挛，好像被一根电棍击中。接着，它又开始反射性呕吐，继而，如软泥一般瘫倒在地。这一实验表明，曾被注射吗啡上了瘾的狗，虽然戒了毒，但当它一看到实验员K，神经系统就立即追忆起注射吗啡上瘾后的感觉，从而出现强烈希望再次获得吗啡的反应。

上述实验，可以说明很多问题，但最根本的恰恰是吸食毒品一旦成瘾后的心理渴求是难以忍受、无法排除的。这也正是为什么说毒品的戒断，不仅是一个复杂的生理过程，更是一个艰难的心理过程的原因。这也正是为什么有的人经过戒毒治疗，从化验结果看，体内的毒素确实已经清除干净了，但一遇到适宜的环境，如闻到毒品的气味，或同旧日的毒友接触，或看到吸毒的工具等，就立即故态复萌、开始复吸的原因。这也是为什么说"一旦吸毒，十年戒毒，终生想毒"的原因。

人们通常以为，吸食毒品与吸毒者追求强烈刺激或新鲜感有关，但往往忽略了其他方面的因素。事实上，国外一些研究者发现，很多吸食大麻的人长期以来都忍受着精神疾病的折磨或者具有病态情绪。有些人吸毒的目的在于达到一种更"高"更"强"的心理状态，以此逃离他们所处的真实状况——这属于一种"扭曲的情结"。不过，这方面的研究还存在一个疑点：这些反应究竟是滥用毒品造成的后果，还是那些陷入沮丧的人的一种"自助行为"呢？

美国著名心理医生 M·斯科特·派克把上瘾称作"神圣的疾病"。他指出，毒品及酒精上瘾有多方面的原因：既有生物学根源，也具有深刻的社会学根源。他特别谈到上瘾的心理因素，认为成瘾的人对于精神和更高力量的追求远比其他人要强烈。他们非常渴望"回家"，重返伊甸园，只是他们混淆了这一旅程的方向，南辕北辙，走错了路。

还有一种观点认为，上瘾者基本上是能力不济或误入歧途的人，他们会一而再、再而三地服食瘾品，为的是要"安然沉湎于一种把一切人生难题的意识都泯除的感受"，是个人的价值观在决定要不要服用、是否持续服用、是否成瘾、该不该戒除，而个人价值观是受文化价值影响的，因此，症结不在毒源，是个人与文化价值观在影响需求与习惯。

许多调查也证明，不是对享乐的嗜好，而是寻找走出生活困境的愿望，使人们对毒品失去了抵抗力，而吸毒者几乎又自动地陷入了生活的困境。例如，越战时期的许多美国士兵都离不开海洛因，当年那些年轻人中的 40%至少尝试过一次用针头来缓解战争带给他们的惊恐，他们当中的一半人则经常吸毒。"嗜好或者瘾，是每个人在寻找幸福道路上的交通事故"，德国心理学家斯特凡·克莱因这样认为。

2008 年春，爱尔兰都柏林大学的认知神经系统科学家休·加拉万，在向伦敦皇家学会的一次会议上提交的研究报告中指出：核磁共振成像显示，可卡因吸食者的神经活动减弱，因为参与解决问题、作出决定和控制行为等功能的脑区血流量减少；目前，尚不清楚是毒品本身还是脑部的天然机制引发了这些变化。但加拉万强调："这项研究帮助我们不再把毒瘾视为道德弱点，让我们在更大程度上不妨把它视为一种需要治疗的疾病。"

"瘾"，即生物依赖性。在一些学者看来，无法控制对麻醉剂的激情，其根源或许不在于人格缺陷，而是由于欲望的强大；上瘾，绝不单纯是个意志力的问题，而是有其强大的进化和生物学根源。神经生物学家大体可以确认：

依赖性是由神经生物机制决定的，它部分取决于毒品本身，部分则取决于人。

20世纪60年代，我国药理学家张昌绍等首先发现，将微量吗啡注入家兔的第三脑垂及导水管周围的灰质内，可消除疼痛反应。若先注射微量吗啡对抗剂盐酸烯丙吗啡，则可对抗吗啡的镇痛作用。由此他们推测脑内存在着吗啡受体，即首先与药物结合，并能传递信息引起效应的细胞成分，是存在于细胞膜上或胞装内的大分子蛋白质。

美国马萨诸塞州一家医院的研究人员近日指出，赌博这种行为对人脑产生的刺激类似毒品，因为他们刺激的人脑区域完全一样。

科学家指出，这一研究结果对于人们更好地了解上瘾这种现象将具有一定意义。在研究过程中，年龄在35岁以下、从未有赌博历史的十几名男性志愿人员每人得到了50美元的赌金，然后让他们参与赌博活动。在这些志愿人员等待赌博结果时，研究人员对他们的脑部进行了扫描，并对扫描结果进行了分析。结果发现，人脑中部的6个小区域在志愿人员进行赌博时表现最为活跃，而且这些区域竟然与人体吸食了毒品之后最为活跃的区域相同。研究人员认为，这一结果从某种程度上可以解释人为何会上瘾。

研究者认为，海洛因能使人产生欣快感，但这种欣快感又是不能维持长久的。于是，为了持续不断地追求这种欣快感，唯一的办法就是不断地吸毒。而且，由于人体内原有的平衡机制已被打乱，一旦停用毒品，就会在8～14小时后出现焦虑、恐慌、畏惧和再吸毒品的渴望；36～38小时后各种症状就会达到高潮，犹如万蚁啮骨、万针刺心、万嘴吮血、万虫断筋、万刃裂肤，难以忍受，痛不欲生，于是，便导致再吸毒品的渴望；36～38小时后各种症状就会达到高潮导致精神与行为失控，个别的还会自残自杀。为了摆脱这种痛苦，吸毒者自然就会不顾一切地去寻找毒品，有的吸毒者所以会说出"只要再让我吸一口，马上枪毙也无所谓"的话，就不难理解了。然而，因为毒品所具有的耐受性，渐渐地，原先吸入的量已不能获得所谓"飘飘然的快感"，自然就要加大剂量，从而从烫吸发展到静脉注射，因为静脉注射可以立即获得快感，于是也就出现了毒瘾发作时，为了尽快注射，什么阴沟水、洗脚水，只要能渗入药品，全然不顾，无论坐在出租车上、飞机上也照样注射的行为。一个吸毒者曾坦言，毒瘾发作时，如果我身上只有500元钱，哪怕花400元的车费，用剩余的100元买药吸了然后再走回来也在所不惜。

近年来，外国研究人员发现，人类酗酒、吸烟、吸毒所以会上瘾，是与大脑中的一种叫多巴胺的物质有关。

有关研究表明：多巴胺就像血清一样，是一种神经传递素，将神经元的信息从大脑中的一个部分传递到另一个部分。血清素与情绪的悲伤和低沉有关，而多马胺则与兴奋和欢快有密切联系。有时一个拥抱、一个接吻、一句赞扬的话甚至赢了一次扑克牌都会引起多巴胺的升高，那种强烈的兴奋情绪就像毒品的作用一样。

研究人员甚至相信，多巴胺不仅是传递兴奋的一种化学物质，而且是导致上瘾的"罪魁祸首"。

无疑，科学家们对形成上瘾（心瘾）的生物机制的了解，为我们心理戒毒提供了理论根据，因此，毒品并非绝对戒不掉。在一个吸毒泛滥的国家，有个几十年来一直过着双重人格生活的名叫里奥斯的人，几年前痛下决心，成功地戒除了吸毒的恶习，并成为他所在城市一家戒毒所的主任。最典型的例子是，前美国第一夫人贝蒂·福特，她成功地戒断了毒瘾，并建立了以自己名字命名的戒毒中心。

三、成瘾的心理因素

1. 解脱不良情绪

从药理作用看，海洛因抑制中枢神经系统，使大脑处于麻木状态，进而产生即时的"解脱感"，与个人的情绪、忧虑、紧张等全部隔离开来，进入所谓"不是永恒性的死亡——没有痛苦的生活"。从这一点看，心理冲突程度高的人更易染上毒瘾，因为他们更需要缓解冲突。

2. 寻求欣快感

海洛因进入血液几秒钟后，就会让人产生强烈的欣快感。这种欣快感自下腹部向全身扩散，直冲入头部，很快遍入全身，引起一种难以形容的、忘乎一切的特殊精神感受，平常的烦恼、痛苦在此间荡然无存。欣快高潮过后，使用者短期内进入无忧无虑的宁静状态。

3. 避免戒断症状

戒断症状为：初始时有疲倦、乏力、频繁地打哈欠，大量地流涕、流涎、流泪，继之出汗、颤抖、瞳孔散大、全身发冷、皮肤起鸡皮疙瘩、汗毛竖起；

接着，胃肠道蠕动和肌张力增加，强烈的收缩和蠕动导致胃肠痉挛，并伴长时间的剧烈呕吐、腹痛、腹泻；大约在 36 小时之后，全身感到极度的寒冷颤抖，双足不由自主地乱踢。

第二节　复吸的心理机制[*]

复吸是药物成瘾的主要特征之一，也是治疗药物成瘾要解决的主要问题。研究中发现有三类因素可以有效地诱发复吸：

（1）与先前用药行为有关的环境线索；

（2）成瘾性药物的再接触；

（3）遭遇应激事件。

用药过程中相关的环境线索与用药行为多次匹配后获得明显的动机价值，成为条件性线索。条件性线索大致可分为两类：

第一类，不连续的条件性线索（discrete conditioned cue）；

第二类，背景性的线索（contextual cues）。

条件性线索能诱发成瘾者强烈的药物渴求心理和条件性情绪反应，并进一步导致复吸，因而，条件性线索是诱发复吸的重要因素。本节从心理学方面揭示条件性线索诱发复吸的机制，以此为心理戒毒提出理论依据。

一、条件性线索参与药物成瘾的行为表现

条件性线索影响药物成瘾的各个方面，在多个动物行为模型中均有体现。如：条件性位置偏爱（conditioned place preference，CPP），动物自身给药（self-administration，SA），精神运动兴奋性的自发活动（locomotor activity，LA）模型等。

CPP 遵循了巴甫洛夫的经典条件反射原理：环境线索与药物奖赏效应时间上的反复配合成为次级强化物，在非给药情况下，可以单独诱发动物的趋近反应，动物在伴药侧箱体停留时间明显多于在盐水侧箱体的停留时间。

---

* 本节文字主要来源于《中国行为医学科学》2004 年第 13 卷第 6 期《条件性线索诱发复吸的心理神经机制》。作者为刘彩谊、王冬梅、李勇辉、郑希耕、杨晓燕、隋南。

SA 的基本原理是操作性条件反射理论。SA 包括三个相互补充的阶段：获得、保持和恢复。每一阶段可以用于考察成瘾药物的不同方面，其中恢复阶段用于复吸的研究。在训练阶段，每次用药均伴随着声音和灯光的刺激，当以生理盐水取代成瘾药物使 SA 消退后，只呈现声音和灯光刺激仍可唤起 SA。

在 LA 模型的实验中，药物训练戒断一段时间后均在测试箱用药物点燃。结果发现：训练、测试都在同一个环境（测试箱）进行的动物组（匹配组）与训练、测试在不同环境中进行的动物组（非匹配组）相比，匹配组表现出显著的行为敏感化现象。

条件性线索诱发复吸的研究中，常用动物的次级强化程序模型（second-order schedule）。它包括两个连续的程序。例如，典型的猴子的次级程序强化，是指每 30 次的操作性行为反应呈现一次条件性刺激（例如灯光或声音等）；紧接着是 60 分钟的固定时间间隔，然后给予药物强化（静脉注射海洛因或可卡因）。通过观察分别移除简单刺激（灯光或声音等）和药物对操作性反应的影响，以此来研究条件性线索和药物本身对动物觅药行为的影响。实验表明：次级简单刺激的呈现，对于反应的获得和维持是非常关键的，戒断期间简单刺激的呈现会导致戒断行为反应持续的时间延长。

近年来，次级强化程序模型与 SA 和戒断/复吸程序相结合，用以研究条件性线索对复吸的影响。其优越性体现在：它不仅能以较少的给药频率维持较长的行为序列的学习，而且次级程序模型比简单程序的模型更适合于研究复杂序列行为学习，同时也更能准确地反映人类成瘾者的状况。

二、条件性线索诱发复吸的心理学机制

近年来，条件性线索诱发复吸的心理学机制中最引人注目的是异常学习理论（aberrant learning）。研究表明：长期给药能促进某种形式的学习，并能在奖赏和学习有关的环路引发同类型的神经适应性变化，因而异常学习理论认为条件性线索与药物之间存在着异常性关联（aberrant associations）。这些异常关联是一种外显学习，如外显性的刺激—刺激联合性学习，环境中的某种线索出现时，人们（假定动物也会）会在意识层面上对奖赏形成明确的期待。另一种是内隐学习，药物引起病理性的异常强烈的内隐学习，如无意识的刺激—反应习惯性学习和无意识的刺激—刺激联合性学习。异常学习理论认为这些强烈的（与自然奖赏性关联相比）异常性关联参与了奖赏性学习，是条件性线索诱发复吸的根本原因。

　　然而，Robinson 等人认为条件性线索与药物之间联系是通过刺激—刺激的联合过程习得的，此过程对成瘾来说是重要的，但其本身并不会产生强迫性用药行为，大多数成瘾者中该过程仍然是正常的，但是脑动机系统对巴甫洛夫—条件性药物线索（Pavlovian—conditioned drug cues）的反应是异常的。因而，Robinson 等人认为动机敏感化或长期用药后个体对药物或与药物匹配的线索反应增加是强迫性用药和复吸的基础。条件性线索能够诱发成瘾者出现严重的戒断样情绪反应，因而负性强化理论推测药物觅求行为是为了缓解戒断样的情绪反应。

　　尽管目前认为负性强化理论、动机敏感化理论以及异常学习理论在解释条件性线索诱发复吸的心理机制时均存在一定的局限性，对从偶然用药到成瘾的转变过程中，学习机制和诱因动机敏感化过程是如何相互结合的仍然是存有争议的问题。但三个理论都比较一致地认为：中脑边缘皮质多巴胺系统参与条件线索诱发了复吸。

第三节　心理戒毒的方法与技巧

　　我们说的心理戒毒（心理脱瘾），指的是改善戒毒者对抵制毒品的认知能力和毒品诱惑的控制能力。

一、吸毒人员的心理状态

　　了解吸毒者的心理状态，首先应了解他为何吸毒，其次探究吸毒者对于吸食毒品所持有的非理性信念，此非理性信念将导致其吸毒行为的持续发生。

1. 吸毒的心理原因

　　Kastelic（2001）指出，药物成瘾是一种复杂的疾病，其特征为强迫性行为，有时是无法控制对药物的渴望、寻求，甚至在面对极为负面的后果时，仍持续使用药物。对大部分人而言，药物成瘾变成一种慢性病，即使经过长期的禁绝之后仍有复犯的可能。

　　诸多的研究发现，吸毒行为受到下列因素直接或间接的影响，包括有个人因素、家庭因素、朋友因素、社会因素。就个人因素而言，好奇往往是第一次吸食药物的原因，其他像为了解除疲劳、药物依赖、解除烦恼，对人生感到无价值、逃避等，均可构成药物滥用的原因。而药瘾发作、戒断痛苦难忍则是滥用药物者一再吸食的主因。

2. 吸毒者的非理性信念

认知治疗的观点认为，一个人的不当或不适应行为或情绪取决于其非理性信念。在犯罪研究领域中，犯罪者拥有许多认知缺陷与思想扭曲现象。例如，许多犯罪人具有"犯罪思考型态"，即不合乎逻辑、短视、错误、不健康的人生价值观等偏误的认知扭曲型态。犯罪者在自身的学习经验中形成一些扭曲或谬误的想法，继而以此扭曲或谬误的想法来判断所面临的特定经验或事件，最终导致其采取违法或犯罪行为来应对该事件。物质滥用者常感觉自己被社会孤立，本身缺乏人际沟通的技巧，习惯于依赖及喜欢操纵别人，常使用如否认、责备、合理化等自我防卫心理，以避免承担他们所面对问题的个人责任。

中国台湾学者江振亨于1999年对嘉义监狱及嘉义戒治所滥用药物的受刑人与受戒治人进行了调查、访谈。其研究结果指出，滥用药物者具有以下的非理性信念：

① 吸食药物可以解除疲劳，为了工作赚钱，只吸食一些药物应不会上瘾。

② 吸食药物只要不过量是无所谓的。

③ 只要不被家人发现，吸一两口应无妨。

④ 听说吸食药物可以增加性能力，想要试试看。

⑤ 听说吸食药物是减肥的好方法。

⑥ 吸食药物是花自己的钱，又不是去杀人放火，别人不必管那么多。

⑦ 吸食药物，没有去害人，所以不会感到罪恶。

⑧ 吸食药物是最好的解决问题的方法。

⑨ 再吸最后一口我就会把它戒除。

⑩ 只吸一口应该不会上瘾。

⑪ 为了不让朋友笑我是胆小鬼，为了面子而吸食。

⑫ 心想我不能再吸食了，但药瘾来时先止一下再说。

⑬ 我应该不会那么倒霉，又被警察捉到。

⑭ 吸食药物可以解除病痛。

⑮ 吸食药物借以发泄情绪。

⑯ 心想活着没有意义，干脆吸死算了。

⑰ 听说吸食或注射药物有一种飘飘然的感觉，好想试试，看看药物的滋味。

⑱ 吸食药物不是件坏事，因为它可以使人暂时忘记世事。

⑲ 吸食安非他明不会上瘾，即使上瘾也很好戒除。

⑳ 吸食药物可以提升自我的能力。

㉑ 好想试试看药物的滋味，以满足好奇心。

㉒ 工作压力大时，为了提神，吸一下应无妨。

㉓ 当我看到吸食药物时的自己是人不像人、鬼不像鬼时好想把药瘾戒掉，但一旦药瘾来时，却又无法控制自己。

㉔ 内心苦闷，想借以麻醉自己。

㉕ 对未来感到无望，干脆自我麻醉。

㉖ 想要逃避现实环境。

Sweet（2000 年）对印度吸毒者注射药物与艾滋病病毒（HIV）的关系的研究发现，有 66%的吸毒者认为他们没有因注射药物而感染 HIV 的风险，可见吸毒者倾向低估吸毒的严重性。使用药物如同喝酒一般，可借着降低焦虑而增进社交互动及分享非法药物，可以帮助在用药者彼此之间建立维系的关系。海洛因成瘾者通常分享他们的药物及针头，虽然广传针头分享是传染艾滋病的主要途径，但此行为仍难以停止。到目前为止，分享仍被视为一种友谊的象征。Cox 和 Klinger（2002 年）指出，决定用药并不必然有清楚的理由或意识，反而涉及理性与情绪内容的交互作用，一个很重要的因素是源自其生活中各领域的情绪满意度。假如一个人不能从正向诱因得到满足，他更可能转向寻求酒精或其他物质来作为得到快乐的方法或作为情绪放松之道。

Naranjo、Busto 和 Ozdemir（1999 年）指出，信念是十分稳定的想法及意像，一旦形成，不容易被普通的生活经验所修正。在高风险环境，像社会压力及负面情绪状态（如忧郁），这些信念系统会导致自动化的思考型态，以致让使用者决定使用药物来响应，以寻求立即的放松或从现存不愉快的情境逃开。他们并没有考虑长期的不利后果，因而使用药物成为生活中的第一需要。

吸毒者在认知上存有很多的亟待矫正的非理性观念，且其心理偏差特质的矫正亦是防治再犯的重要课题。

3. 吸毒者对毒品的渴求信念与驱动

根据认知治疗的观点，吸毒者在认知上出了问题。Beck、Wright、Newman 和 Liese（1993 年）指出，成瘾的病人时常描述他们的药物及酒精使用是缘于不可控制的渴求及驱动，某些非功能性的信念助长吸毒的渴望，滥用者倾向忽略、缩小或否认来自其药物使用所引起的问题，或归因这些问题是其他的事所引起，而非药物或酒精。一个维持心理依赖的重要因素是中断用药将产生不可忍受的副作用。然而，实际上经过临床上细心的管理，这些副作用是可以忍受的。另一个核心信念因素是控制渴望对本身是无助感的。认知治疗是一个借由矫正错误信念及非适应信念，并且教导控制技巧使成瘾者尝试去降低自我挫败行为的心理治疗法。对于滥用药物的认知治疗是基于成瘾的认知模式对成瘾者加以改变其不良的认知信念。Wanberg 和 Milkman（1998 年）则指出，渴求及驱动被视为很多物质滥用者的重要特性，区分渴求及驱动两者之间的差别，有助于调整物质滥用者的认知行为治疗。大多数专家同意，渴求是表示一种对药物的欲望或需要，而驱动是表示一种内在对欲望的行动行为或行为意图。渴求可以视为强迫观念，而驱动可以视为从事完成行为（吸毒行为）的冲动。渴求与结果的内在驱动有两种形态：一是渴求去感到更好、得到愉悦或使自己惊奇；二是避免不快或负面经验的欲望，这是一种可以避免心理上不舒服的渴望。运用认知行为策略，可以去帮助成瘾者了解渴求为驱动的先导性想法，然后使成瘾者去查看关于与渴求相关事件的替代思考方式。这个目标是去重建与渴求相关的想法，以使渴求不能导致驱动。认知行为的结果是，愉悦的欲望或降低不舒服的需求使被替代的想法及替代的结果行为得以满足，假如他们导致正向的结果（愉快的需求及降低不舒服的需求被满足），这个替代的想法与行为将被增强。

信念有时是并存而产生交互作用的。产生渴求用药结果的信念通常产生于两种信念。包括：

（1）个人的核心信念。例如对自我负向的观点、对环境负向的观点，或对未来负向的观点。

（2）个人不愉快的信念。

据此两种信念的交互作用而形成渴求药物及对药物的心理依赖。渴求信念与非理性信念的交互作用关系如图 4.1 所示。

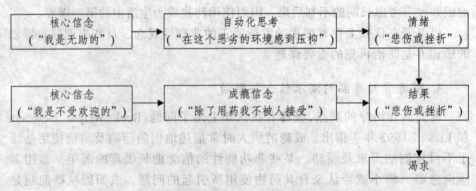

图 4.1　渴求信念与非理性信念的交互作用关系

4. 吸毒者的人格特质

中国台湾学者林杰梁（1997年）综合相关研究，显示吸毒者具有下列的人格特性：

① 自我脆弱，感到无力无助；

② 态度悲观，有自卑缺陷；

③ 对于欲望、冲动的满足不能延迟，一旦延迟即感到焦虑；

④ 面临挫折，产生退化性补偿行为；

⑤ 情绪不稳定，有强烈的情绪，有不计后果的冲动行为；

⑥ 违反社会规范倾向。

中国台湾学者张黛眉（1992）的研究指出，大多数的药瘾患者身上可以发现一些共同的心理现象，包括：

① 好奇心及冒险倾向较强；

② 缺乏应对压力的能力；

③ 人际关系方面存在困难；

④ 缺乏自信及自我肯定的能力；

⑤ 缺乏成就动机、生活空虚；

⑥ 选择性地注意药物的优点；

⑦ 反社会的人格违背常理。

中国台湾学者黄富源和曹光文（1996年）指出，有吸毒癖好及容易复发成瘾的吸毒者，多数源自其幼年时未能学习有效处理日常生活中情绪、挫折、困难的技能，甚至运用非理性思考及不合理价值观念处理生活挫折或负面情绪，更因处理问题失当无法面对现实。一旦初尝成瘾物后，发现成瘾物的使用有助于逃避生活上的不满，几次的经验促使成瘾行为的形成，而后循环不已形成习惯，更加巩固成瘾行为。日后，每当成瘾者无法面对现实，潜藏于脑中的心理瘾便不断的呼唤成瘾者，削弱成瘾者对抗心理瘾的能力，使成瘾者再以吸食毒品来逃避生活上的不满。

总结上述对吸毒的原因、吸毒者非理性想法及心理特质的研究，可以归纳出吸毒者具有下列特质：

（1）消极的自我概念：欠缺自我肯定与自信，自重感低及自我认同有问题。

（2）消极情绪：高焦虑、沮丧及消极逃避与退缩。

（3）人格上的不成熟：好奇心重，喜欢追求刺激，内在抑制力低，易受诱惑，不能恰当地表达情绪。

（4）认知扭曲与非理性的想法：过度类化（例如对于一次戒毒失败，便认为戒毒不可能成功）；选择性摘要（例如选择性地注意药物的优点）；夸大或低估（例如夸大药物的效果或低估药物的危害）；强烈地想满足个人需求之寻求等。

（5）人际关系不佳：感觉受到社会的孤立；社会应对能力不良。

二、心理戒毒的难点

1. 吸毒带来的快感难以替代

戒除毒瘾，首先要去除吸毒带来的快感。如果使用某种药品，吸食其带来的快感比吸食某种毒品的更加强烈，这种毒品瘾癖将很容易消除，这在毒品制造史上有较为经典的例子。英国化学家 C·莱特为了寻求治疗吗啡成瘾的药物，合成了海洛因，人吸食它得到的快感比吗啡强烈。因此，治疗吗啡成瘾疗效非常显著，但结果是使吸食者吸食海洛因成瘾。对治疗海洛因成瘾的药物，人们一直在寻找，但目前没人找到，也不可能找到。因为，针对人的大脑产生兴奋作用的都属于麻醉药品和精神药品，过量使用都会致人成瘾，非法滥用即是吸毒行为。吸毒带来的一时快感非常强烈，是个体从事其他行为所无法替代的。

2. 吸毒快感的记忆难以消除

驱使吸食者不择手段寻找毒品的原因在于吸食者大脑中的记忆。如果采用某种手段消除吸食者这种记忆，吸食毒品的需要也随即消失。因此，一些生理学家和病理学家对吸食者的大脑进行研究，发现其有吸食需要时兴奋灶主要集中于大脑的枕叶。因此，尝试采用脑手术去除或坏死这部分大脑皮层。但此种解法争议很大，最终卫生部不得不下发禁止使用的通知。其原因可能是，枕叶也为人的其他功能活动的中枢，去除、坏死这个部位的大脑皮层，可能会影响人的其他活动。

3. 吸毒人员的人格产生变异

吸毒人员自从吸上毒品之后，其人格一般会产生变异。姜微微等（2007）运用 MMPI 量表对广州白云心理戒毒中心符合 CCMD-II-R 药物依赖诊断标准的 177 名患者调查。结果表明，除了社会内向量表外，各量表与全国成人常模都存在不同程度的差异，其中支配性、社会责任感和控制量表行为差异非常显著。引起这种状况的原因可能是吸食毒品带来了极为愉悦的快感，吸食者在追求这种快感的时候，放弃了普通人所应该有的社会责任感，形成自我中心的个性，常常向他人索取，以至人格产生变异。长期下去，吸毒者支配自己生活能力减弱。人格的改变是吸毒行为伴随产生的心理现象，这种人格又反过来促进吸毒行为的继续恶化，即"江山易改，本性难移"。因此，矫正戒毒者个性也是心理戒毒的难点之一。

4. 吸毒人员的自我遗弃感强

吸毒人员难以戒断的重要原因是自我遗弃感强。导致吸毒人员产生自我遗弃的原因有多方面，既有吸毒人员受到乡邻鄙视、四处求职碰壁的社会因素，也有吸毒者的戒毒斗争艰难的生理因素，还有吸食毒品成瘾难以戒断的信念因素，这些因素综合作用可能导致吸毒人员产生自我放弃的感觉。吸毒人员一旦产生自我遗弃信念，就会放弃先前持有拒绝复吸的想法，并进而寻求毒品，其结果必然是走上一条不归之路。

5. 戒毒人员受到一些人的歧视，回归社会道路艰难

调查表明，吸食者生理戒毒后，在社会上生活不长时间多数人又会重新复吸。其复吸的主要原因是吸食者寻找快感，但也和受到社会上一些人的歧视相关。在一些人看来，吸毒者无可救药，社会不应该给他们提供合适的岗位，人们不应该和他们交朋友。因此，吸毒者回归社会后既找不到合适的工作，也难以找到守法的知心朋友。社会生活道路艰难，戒毒者难免会放弃先前有的重新做人的想法，转而重新去寻找毒品，寻求快乐。

三、心理戒毒的方法

心理学家的研究告诉我们，药物滥用人员在康复过程中，往往会随着自身生理和心理的变化，自然地或因面临各种不愉快的情形而引发心瘾。所谓心瘾，是指药物滥用人员异常的心理依赖或精神依赖，它表现为对毒品的强烈心理渴求。

那么，决心戒除毒瘾的药物滥用人员，如何运用一些适合自己的方式方法及时地进行自我调节，以防复吸呢？从众多过来人的体验中，笔者归纳选择出以下一些消除心瘾、自我调节的治疗方法：

1. 自我告诫清醒法

当你出现心瘾症状时，反复问自己："复吸对得起自己的努力吗？对得起期望自己进步的父母、妻儿、亲友吗？能保持现有的工作岗位吗？能像现在这样平静而有规律地生活吗？""肯定不能！复吸就是回到过去难堪的境地"等。这种反复的自问自答，自我醒示，会让你渐渐地减轻或淡化身体的不适反应，直至调节到消除袭来的心瘾。

2. 迈步呼吸法

当感觉烦躁、难受或心瘾冒头时，你不妨高抬右手，大步迈左腿，眼睛平视前方，边摆手臂边向前迈进。同时，用鼻深吸气，接连三迈步三吸气，到迈第四步时则慢慢地呼气。如此反复，直至身体发热冒汗，就会感到身体轻松，慢慢恢复正常。

3. 自我暗示法

当自我感觉身心异常时，就暗示自己：这是身体在康复过程中出现的稽延性戒断反应，说明自己已经越过了戒毒最艰难的阶段，进入正常的康复期；身体出现疼痛是身体的保护性反应，说明身体正处于调整状态，正在同毒魔作决裂性斗争，相信这种情形会很快过去的。如此自我暗示，心情会渐渐平静，身心上的烦躁、异常感自会随之减轻，以至慢慢消失。

4. 抖动消瘾法

取站立姿势，双脚与肩平，双目仰视，双手自然下垂，轻握空心拳。接下来有两种方式：一种是两膝自然弯曲，两手臂也随身体的上下起伏而抖动，直至全身发热；另一种是脚尖着地，脚跟抬起再放下，如此不断起伏（可根据身体状态好坏，由慢到快地逐渐加速），不停地抖动，再由快到慢逐渐减速，直至出汗，心瘾消除。

5. 音乐止瘾法

当你专注于自己喜欢的乐曲，旁若无人，身心投入，用整个身心尽情地、静静地欣赏那优美的音乐时，一切烦恼、心神不宁都会随之消失。可以边听音乐边随乐曲舞动身体，或闭上眼睛，静心神往；也可边听边随乐曲哼唱，让自己完全沉浸在乐曲的飘逸中，做到物我两忘，心随音乐勾画的一幅幅图景而动——山川、河流、蓝天、白云、大自然……万象大千，此起彼伏，以营造一种内心的轻松，这样也能缓解身心不适，使身体恢复正常。

6. 转移除瘾法

当出现心瘾时，一头扎进自己擅长的技能、专业或兴趣之中，如篆刻绘画、智力游戏、书法、阅读等，还可找热心助人的朋友聊天等，分散心瘾或不舒适感，营造一种忙碌或愉悦的内心状态，从而起到减轻直至消除心瘾的作用。

7. 药物止瘾法

心烦、失眠、难以入睡是一种稽延性戒断反应，此时可辅以药物助睡眠。可以适当选用能较快入睡的安眠药；若是睡眠不深或易醒，也可通过医生配用作用较慢而持久的药物。还可在医生指导下服用济泰片，或试用美沙酮替代疗法，或针灸理疗（如戒毒仪），等等。

8. 食物调理法

如果出现体内燥热、狂躁、悲观、抑郁或其他心情不好的症状，不妨食用有益治疗这些症状的食物，实行食物调理疗法。

"心情不好，吃根香蕉。"科学研究发现，香蕉中含有一种能够帮助大脑制造"开心激素"的物质，使人的心情变得快活和安宁，甚至可以减轻疼痛。因此，狂躁、悲观、抑郁者以及其他心情不好的朋友可常吃香蕉。

选吃让机体内环境获得滋润的食物。如多喝水，多进食蔬菜水果和清淡易消化的食物。吃一些有滋润人体作用的薏米、百合、藕等食物，也可有意识地选择能清除体内燥热的食物，如白菜、萝卜、苦瓜、番茄等。

选择助眠食物。专家推荐选用桂圆、百合、莲子、黄花菜、牛奶、核桃、红枣、小麦、桑葚、小米等食物，有助于睡眠。

四、心理戒毒的训练

【训练一】 消除压力与愁苦的秘方

找人倾诉心中的愁苦或找人聊天；听音乐或探访好朋友；面对镜子做表情，或大骂或大声喊叫；哭泣发泄、大笑、唱歌或吃东西；暂离开该情境，出去走走、兜风、逛街、爬山、旅游；钓鱼、下棋、看小说、看电影、看书或打球；运动、按摩、沐浴或练瑜珈；冥想或深呼吸或肌肉放松训练或熏香或数脉；寻求某种寄托来洗涤心灵。

【训练二】 拒毒技巧——环境选择

远离原住所，换个新环境；将原有通讯工具全部停止使用；未戒毒成功前，不与毒友碰面，不出入是非场所，不受邀约。

【训练三】 拒毒技巧——心理建设

心里不必觉得有罪恶感；语气要清楚、坚定和不犹豫的告知对方，并随时提醒自己，"我正在接受戒治，我绝不再用""身体不好，我绝不再用""我不会让关心我、爱我的人失望"；检查自己的想法，加强自己拒毒戒毒的信念。

【训练四】 拒毒技巧——行为建设

相信自己的行为由自己作决定，"唯有不吸毒才不会对不起自己""我一定不破戒、我要拒毒戒毒成功"；告诉自己，拒毒戒毒是一种责任而非压力，"我才是自己的主人，而非毒品""我可决定自己不要吸毒、不要破戒"。

【训练五】 拒毒技巧——人际互动

"抱歉，我正在戒毒，不想前功尽弃"；"对不起，我已经戒毒了，不想破戒"；"我不能再抽了！再抽我就完了"；"我正在戒毒，你给我抽就是在害我"；"吸毒不能要勉强，不要强迫我吸"；"是朋友，就别给我吸"；"如果我戒毒成功，身体变好，相信你也会为我高兴的"。

【训练六】 拒绝技巧主动离开

先说"不"；尽快离开现场；改变话题；不必因拒绝而觉得有罪恶感。

五、心理戒毒案例

【案例1】

心理戒毒让我远离毒品

主人公：迷羊，男，24岁，经商。（以下是这名曾经的吸毒者的自述）

亲历事件：吸毒3年，尝试心理戒毒。

说起吸毒大家一定很反感甚至厌恶，我也不例外。我和我的家人对于我会成为一名吸毒者深感惊讶，我是怎样染上毒品的？

（1）很好奇。

几年前我中专毕业，因为找不到合适的工作，就从家里拿来一笔资金到外地开了一家商店。虽说不是什么大公司，不过我的生意是越做越大，资金也越来越多。有了固定的客源，我也不用再去拉业务，生活就此平淡了下来。由于在外地，远离妻子和家人，所以不免感到空虚，于是经常找朋友一起聚会。其中，有个朋友经常会在我烦恼时向我推荐"白粉"（海洛因）。当时我知道那是毒品，吸了会上瘾，所以就不敢吸。不过，我还是会留下来看他们吸。看了几次我越来越好奇，心想这东西是像朋友说的一样可以解除烦恼、让人飘飘然就像进了仙界一般，还是像宣传上说的让人成骷髅呢？再看看我的朋友们，他们吸了之后并没有像宣传里所说的那么可怕。他们说自己吸了一次后可以几个月不吸（开始吸没生理成瘾时会有这种情况）。于是有一天，我就尝了一口，结果也没什么感觉，人不但没有飘飘欲仙，反而头还有点痛。接着不吸也不难受，于是我想，宣传资料上的内容可能是假的。

后来，慢慢地，我就对这东西没了警惕性。朋友们来了，我就与他们一起吸，第二次、第三次……慢慢地，我有了那种飘飘然的感觉了，不过那时也不成瘾，不吸也没关系。

直到有一天，我发现不吸这东西就不舒服。这时，那几位朋友就不再主动出现了。有了毒瘾，我不得不去找他们。这个时候，我发现他们突然变了，不像以前那么慷慨，说这东西很贵，现在货很紧，等等。当然，我再也不能像以前一样免费享用，而要花很多的钱向他们买。吸毒的开销很快超出了我的承受能力。最后我把商店给卖了，我意识到这样下去不行了。

（2）自我戒毒，不成功。

我下定决心要戒毒。我把自己关在家里，每天吃干粮，不出门，与毒品彻底脱离。这样坚持了五天，我忍受了恶心、呕吐、腹痛、腹泻、全身肌肉酸痛和骨头里蚂蚁在爬样的感觉等种种痛苦的戒断症状。挺过之后我舒服了很多，我很高兴，以为我快戒掉了，但心里隐隐难受，还是特别想去找毒品。就在这时，那些朋友见我好几天没找他们，就主动打电话给我，问我要不要毒品。我听了很生气，态度坚决地说我不要了。但这个电话又勾起了我对吸毒感觉的回忆，虽然我很果断地挂了电话，但我最后还是忍不住去找他们了。就这样，我前功尽弃，并反复了好几次，直到我被警察送进强制戒毒所。

（3）我找到吸毒病根。

在戒毒所，在我生理戒断症状消除后，我开始接受心理治疗。这是我第一次接受心理治疗，心理医生对我态度很和蔼，而且能宽容我吸毒的过去，很理解我。这是我在外面所没有感受到的。于是我就很自然地讲述了我吸毒的经历，心理医生也分析了我第一层的吸毒原因，那段时间自己事业趋于稳定，妻子和家人又不在身边，感觉到生活平淡，于是就用吸毒来寻求刺激了。

随着治疗的深入，我感觉心理医生就像自己的朋友一样，每次和心理医生谈话我都感到特别开心。我也和他说了我的家庭和我的童年。

在我的印象里，我父亲是一个很有威严的人，他对我很严厉，也很少和我说话。他整天忙于工作，很少管我们，但要管起来就是大声地怒斥，很少讲原因。但我感觉他有一点很好，就是从不限制我们用钱。记得小时候，我要一只手表，母亲说太贵了，父亲却二话没说马上拿出钱来让我去买。和父亲的严厉相比，母亲对我们很是宠爱。在我眼里，母亲是最慈祥的。

在我被送进戒毒所之后，我母亲每周都来见我，而父亲只来了一次。父亲还在生我的气，我也不知道出去后要怎么面对他。经心理医生分析，我才知道为什么我明知吸毒有害还去尝试，在潜意识里，这可能是我向父亲反抗的一种方式。我用吸毒来反抗我的父亲，而母亲的宠爱纵容使我肆无忌惮。因为每次我违规都有母亲为我护着，所以我不用害怕。心理医生告诉我，现在我已经不再是小孩了，我要为自己的行为负责，也不能再用儿时的反抗方式了。

在心理医生的提醒下，我也开始理解父亲，父亲生活在物质缺乏的年代，在他看来给儿子物质上的满足是最大的爱，所以他拼命挣钱来表达他的爱。虽然这种方式并不被我接受，但他还是爱我的。从此，我不再恨我父亲了。

心理医生用放松催眠的方法让我在睡前想毒品，直到我不害怕为止，然后又拿毒品样品给我看，我看到不害怕也不为之所动。现在，我对毒品能泰然处之了。

在戒毒所待了半年，出所时母亲和妻子都来接我。我很感谢他们在这段时间给我的鼓励和支持。回家后我开始和父亲沟通，我们的关系好了很多。后来，我找了一个新的环境和我的妻子一起开始新的生活。很快，我就要做父亲了，我不会像我的父亲一样只顾工作。我现在花很多时间来陪我的妻子。以后，我也会花很多时间来陪伴我的孩子。其实，给孩子健康的身心比任何物质都重要。

第四节　心理戒毒中的生理辅助

一、中医针灸治"心瘾"

心瘾赖以生存的生理基础恰恰由于内啡肽不足，因此在第二阶段心理戒毒治疗期间采用低、高频电针对人体特定穴位进行刺激，促使中枢神经系统

（CNS）释放内源性内啡肽，从而使戒毒者从心理上感到靠自己的力量而不用任何麻醉品，是完全可以消除对毒品或戒毒药物的心理依赖，并在短期内恢复睡眠、消化道功能和性功能等的。针灸戒毒不靠外界给予阿片类药物，而是靠促使自身内啡肽的正常释放使之趋于平衡，达到真正戒断毒品的目的。其原理就是，在生理脱毒后继续戒治"毒瘾"，来提高戒毒者中枢神经系统的免疫自控能力。此疗法找到了"毒瘾"的源头，抓住了戒毒的本质。

二、运动疗法治"心瘾"

美国威斯康星大学的教授兼心理治疗师瑞斯特在运用跑步对沮丧病人进行治疗后得出结论：跑步对许多消沉者，似乎是合理的药方，因为它既不贵，又不像其他药方那样会引起副作用。这对我们在心理戒毒中治愈心瘾也有借鉴作用。

有关专家研究认为，大多数沮丧者是因为缺乏运动，而跑步是有氧运动，除了活动肌肉外，也能加强心、肺和循环系统的功能；同时，跑步能分散注意力，跑步者注意到身体新的感受，原本因沮丧引起的不适就忽略了。研究还表明：沮丧的原因是脑神经元中缺乏副肾皮质以外组织分泌出的荷尔蒙，跑步时该荷尔蒙会有所增加，跑步后分泌量还能增高，所以能消除人的沮丧心理。传统的看法是，空气清新的早上最适宜于锻炼，但新近研究结果表明，锻炼的最佳时机却是黄昏。在晚餐前慢跑能消除一天的压力，还能多少控制胃口，只要你能腾得出时间，一天中任何时候跑步都能起到较好的作用。

运动心理学家建议，在跑步之前最好是先走一走，不要片面地追求速度，不要像比赛一般，也不要给自己计时，你可只为乐趣而跑，充分享受满足感所带来的喜悦，重要的是保存精力跑远些。若感觉上气不接下气，不要停下来，而是改用走的方法，走到呼吸顺畅些再开始跑。注意不要突然停止运动，因为体内的儿茶酚胺会猛涨，能引起心脏跳动的不规则，所以跑完后应慢慢冷却，其方法同热身时一样，也是步行。如果感到疼痛时，不妨休息几天。跑步时还要选择那些有草地、旷野或有林荫道的地方，因安详静谧的四周可使你的心和自然交融；同时一定要选好适宜自己的跑鞋，你的脚也会因为柔软的地面和舒适的跑鞋受到很好的保护。

这种跑步最好有些间断。一般来讲，每跑两天后至少休息一天，或根据实际情况自己掌握。日子一长，你会感到坏心情离你越来越远。

第五节 再吸毒可能性的心理测试

本测试包括 39 种出戒毒所后戒毒者可能会遇到的各种情况。请仔细阅读每一题叙述句,并依照自己的想法在该题后适当空格内打钩,以分别表示该情况引发自己吸毒的程度以及会再吸毒的可能性(见表 4.1)。

表 4.1　测试表

序号	事　　件	引发我吸毒的程度					我再吸毒的可能性				
		非常不强烈	不强烈	普通	强烈	非常强烈	一定不会	可能不会	不一定	可能会	一定会
1	处于曾经使用过毒品的场所时										
2	我周遭围绕着一起吸毒的朋友时										
3	刚拿到薪水时										
4	看到同事在吸毒时										
5	失业时										
6	周末的晚上										
7	回忆起使用毒品的高潮感觉时										
8	和他人谈论吸毒时										
9	无聊时										
10	很高兴、兴奋时										
11	看到男(女)朋友或前任男(女)朋友										
12	喝酒时										
13	朋友给我毒品时										
14	沮丧时										
15	生气时										
16	压力很大时										
17	感到罪恶时										
18	在酒家、KTV 包间享受愉快的时光时										

续表 4.1

序号	事　件	引发我吸毒的程度					我再吸毒的可能性				
		非常不强烈	不强烈	普通	强烈	非常强烈	一定不会	可能不会	不一定	可能会	一定会
19	和家人发生冲突时										
20	疲惫不堪时										
21	遭受挫折时										
22	看见吸毒用具时										
23	赌博时										
24	有吸毒的幻想时										
25	情绪紧张时										
26	负担沉重时										
27	面临工作压力时										
28	感到痛苦时										
29	配偶或同居人因为我吸毒而唠叨时										
30	家人因为我吸毒而唠叨时										
31	被告知尿液检验呈阳性反应时										
32	没有吸毒，但尿液检验却呈阳性反应时										
33	看到电影（视）中有吸毒的片段时										
34	焦虑时										
35	有人批评我时										
36	抽烟时										
37	家庭突然遭受变故时										
38	看到毒品时										
39	看到毒品的图片时										

甲：请您回答每一情况引发吸毒的程度。如果您认为该情况引发您吸毒

非常不强烈，就在"非常不强烈"的空格内打钩；如果您认为它的引发性不强烈，就在"不强烈"的空格内打钩；如果您认为它的引发性普通，就在"普通"的空格内打钩；如果您认为它的引发性强烈，就在"强烈"的空格内打钩；如果您认为它的引发性非常强烈，就在"非常强烈"的空格内打钩。

乙：请您回答每一情况会再吸毒的可能性。如果您认为在该情况下一定不会再吸毒，就在"一定不会"的空格内打钩；若您认为可能不会再吸毒，就在"可能不会"的空格内打钩；若您认为不一定会再吸毒，就在"不一定"的空格内打钩；若您认为可能会再吸毒，就在"可能会"的空格内打钩；若您认为一定会再吸毒，就在"一定会"空格的内打钩。

【说明】 若您认为与人吵架时，会诱发您非常想要吸毒，就在非常强烈空格内打钩；接着回答，下一部分，若您认为与人吵架时，可能会使你去吸毒，就在可能会的空格内打钩。

请注意选项中"左右两部分"都必须作答，并且都只能各选择一个答案。

引发其再吸毒欲望之可能性计分方法：

本量表采用 5 点记分法，① 完全不同意，1 分；② 大部分不同意，2 分；③ 普通，3 分；④ 大部分同意，4 分；⑤ 完全同意，5 分。全量表得分愈高表示引发受试者再犯欲望可能性愈高，得分愈低表示引发受试者再犯欲望可能性愈低。

再吸毒可能性计分方法：

本量表采用 5 点记分法，① 完全不同意，1 分；② 大部分不同意，2 分；③ 普通，3 分；④ 大部分同意，4 分；⑤ 完全同意，5 分。全量表得分愈高表示引发受试者再犯可能性愈高，得分愈低表示引发受试者再犯可能性愈低。

第五章

强制隔离戒毒人员再社会化

强制隔离戒毒人员经历生理脱毒期与康复期后，必然要为最后顺利地回归社会做好准备。事实上，强制隔离戒毒人员能否有效地保持操守、防止复吸，与其能否有效地再社会化有着密切的关系。能在解除强制隔离戒毒之前做好适应社会生活的准备，无疑有着重要的意义。本章将从强制隔离戒毒人员再社会化的概述、强制隔离戒毒人员回归社会指导、强制隔离戒毒人员再社会化工作体系、再社会化模式和再社会化评测等五个方面，进行强制隔离戒毒人员再社会化工作方面的探讨。

第一节　强制隔离戒毒人员再社会化概述

一、强制隔离戒毒人员再社会化的含义

（一）什么是社会化

社会化就是由自然人到社会人的转变过程，每个人必须经过社会化才能使外在于自己的社会行为规范、准则内化为自己的行为标准，这是社会交往的基础。而社会化是人类特有的行为，只有在人类社会中才能实现。

从人格发展和社会互动角度定义：一个人获得自己的人格和学会参与社会或群体的方法的社会互动过程就叫社会化。

从社会互动角度来说，没有社会化就没有社会。社会化不仅对个人的生存发展是至关重要的，而且对社会的生存和有效运作也是如此。只有当社会成员一起行动，共同支持、维护这个社会的时候，社会才会生存下去。所以，

每个社会都以塑造成员的行为来达此目的（角色承担）。从社会的观点来看，当人们感觉到自己想做的正是社会期待的，这期待也最好地满足了社会的利益和要求的时候（学习、领会并遵从群体和社会对这一地位的角色期待），社会化才能有效地运作和发展。社会化的强制性和人的能动性相互作用：尽管社会化带有强制性，尽管我们的人格主要由社会来塑造，但社会化并未排除个人自由。所有的社会化形式都要求个体的合作，而成人可自由地拒绝社会化的某些方面（也就是可以选择），或者力图改变社会（也就是可以创造）。

从文化的角度定义：社会化是社会对个人的文化教化和个人对社会的主动选择与能动调适的统一过程。

社会化的文化角度在于，与个人相关的特定文化要素如生活专业技能、价值体系、社会规范等，正是社会化的基本内容。社会化对个人来说，是指社会新成员的文化习得与接受文化遗产，包括习俗、礼仪、语言、价值观念等一切方面；而对社会来说，是指保持社会文化传承和社会生活延续的过程和功能。社会化有强制性，出生的时候人不能随意选择文化环境。人的能动性在于，通过教化和实践，不断地发展和创造文化。

关于社会化这一概念的含义，有不同的说法：

（1）以美国 S·柯尼格为代表，从社会规范的观点来解释社会化。认为社会化是一种过程，个人由此成为他所出身的那个社会的一分子，他的一举一动都符合于该社会的民俗民德。

（2）以美国 E. A. 罗斯为代表，从社会意识（群属之感）的观点来解释社会化。认为它是在团体中与同伴产生共同行动的能力和意志时的一种群属之感的发展。

（3）以中国孙本文为代表，从行为改变的观点来解释社会化。认为社会化有无数的刺激约束个人的反应，使之成为社会所规定的行为，这种作用即称之为个人社会化。

（二）什么是再社会化

1. 再社会化定义

再社会化是指用补偿教育或强制方式对个人实行与其原有的社会化过程不同的再教化过程。强制隔离戒毒人员的再社会化广义上讲属于这种形式。其再社会化主要包括两种方式：第一种方式是主动再社会化。根据环境条件的变化自动接受新的生活方式和参与新的社会生活，一般出现在社会急剧变动或移民生活中。第二种方式是强制再社会化。它是一种社会性的强迫教化，对背离当时社会规范的人，通过特别机构在强制的条件下进行社会化。再社会化不同于继续社会化，后者在早期社会化的基础上进一步发展提高，常在不知不觉间进行。强制隔离戒毒人员在戒毒过程中脱毒、社会心理康复及回归社会这三个连续的过程缺一不可，它们相互独立但又有密切关联。狭义上，强制隔离戒毒人员的再社会化就是指回归社会这一最关键的环节。

2. 再社会化定义的不同观点

再社会化定义共有以下几种不同观点：

彭怀恩（1996）认为：再社会化（resocialization）是社会化的一种形式，是指一个人在一种与他原有经验不同规范与价值的环境里重新社会化的过程，必须重新学习价值、角色及行为，它能导致与先前社会化过程不一致的新价值观和行为。

Smelser（1995）认为：再社会化（resocialization）是指一个人早年之学习不完全或面对某种新环境不适应而重新学习价值、角色和行为方式，亦即在生活每一阶段中吸收新的角色、价值或知识的过程。

Schaefer & Lamn（1995）认为：再社会化是指在个人生活转变中，人们抛弃从前的行为类型而接受新的行为类型的过程。

Goodman（1992）认为：人们有时会发生再社会化（resocialization），亦即舍弃原来的基本态度、价值与认同并重建新的代之。

再社会化分为：

（1）自愿的再社会化（voluntary resocialization），个体旨在以新认同取代既有认同，或以新的价值与行为模式取代旧有的价值与行为模式。

（2）非自愿的再社会化（involuntary resocialization），是以一种全控机构使个体与过去完全隔离，并对个体的日常活动施以相当的控制。

（三）强制隔离戒毒人员的再社会化意义

随着《中华人民共和国禁毒法》（简称《禁毒法》）的颁行，我国禁毒工作进一步走向法制化、规范化和正规化，形成了集自愿戒毒、社区戒毒、强制隔离戒毒、戒毒康复、戒毒治疗为一体的戒毒工作新格局。《禁毒法》的颁布，给强制隔离戒毒工作带来了严峻挑战和难得机遇。随着劳动教养立法和体制改革的进程，尤其是以人为本理念、和谐社会理念、社会主义法治理念和现代教育矫治理念的树立，以及社区功能的逐步完备，按照开放式管理模式和宽严相济管理政策的要求，强制隔离戒毒所确立对强制隔离戒毒人员全程照拂的理念，确立以重新违法犯罪率衡量劳动教养教育矫治质量的理念，整合改革探索的成功经验及自身和社会的资源，以强制隔离戒毒所为主导，以社区为依托，组织专门机构和专门人员，对强制隔离戒毒人员全员全程进行回归指导，以达到巩固教育矫治成果，促进劳教人员更生和回归社会化。

教育矫治的内容、形势、方法、手段要适应矫治对象和社会需求，在思想政治教育、法制教育、文化教育、心理矫治、劳动习艺、行为养成的基础上，重点突出矫治对象的就业培训（见图 5.1），突出强制隔离戒毒人员的社会适应性训练和强制隔离戒毒人员的防复吸训练，为他们回归社会就业谋生和遵纪守法打下坚实基础。必须坚持突出服务社会的回归指导工作，强制隔离戒毒所在指导强制隔离戒毒人员的再社会化过程中，应利用自己的专业优势和与矫治对象建立起的情感优势，为矫治对象提供适应社会生活、解决具体困难的回归指导，以达到巩固矫治成果，促进更生回归，降低重新违法犯罪风险，促进和谐社会建设之目的。强制隔离戒毒人员不管是主动还是强制的再社会化，最终都要达到一个目的：让戒毒人员终身远离毒品。

强制隔离戒毒人员再社会化实际操作训练（一）
　　主题：强制戒毒人员规划自己的再社会化计划（包括思想转变、行为养成和就业技能培训等方面）

图 5.1　强制隔离戒毒人员再社会化实际操作训练（一）

二、强制隔离戒毒人员再社会化的流程

强制隔离戒毒人员的戒治过程是一种依法进行的再社会化过程：这里讲的再社会化主要包括 3 层含义：

（1）通过强制隔离戒毒，使戒治人员重新习得正常社会生活的各种规范，获得重新社会化的能力。

（2）TC（治疗社区）模式，它是目前世界公认的比较成功的戒毒模式之一，强制隔离戒毒应借鉴这一成功经验，通过建立模拟社区、戒治团体等方法，增强强制隔离戒毒工作的社会化功能。

（3）《禁毒法》颁行后，我国已形成了集自愿戒毒、社区戒毒、强制隔离戒毒、戒毒康复为一体的戒毒体制新格局。强制隔离戒毒作为新格局中的重要环节，应积极主动向外延伸，融入整个戒毒格局，增强强制隔离戒毒的社会效益。

强制隔离戒毒人员的再社会化是一个分期矫治的过程,分为四个矫治期:

(1)脱毒治疗期;

(2)身心康复期;

(3)综合矫治期;

(4)回归社会适应期。

(一)脱毒治疗期

时间1个月,实行封闭式管理。重点进行体检和心理测试,掌握吸毒种类、吸毒史、毒瘾程度、身心疾患和"四知道"等基本情况,进行诊断评估。建立心理健康档案,制定戒治方案。根据戒治对象的不同特点,综合运用自然戒断法、药物戒断法、物理戒断法开展脱毒治疗,重点做好戒断症状戒护,确保安全稳定,建立戒毒治疗档案,合理调配膳食营养,配合支持脱毒治疗。停止会见,严格控制与外界的联系,防止毒品流入,使戒治人员适应无毒环境。开展入所教育,重点是政策法规、所规队纪、毒品危害、戒毒信心、心理健康等教育内容。加强安全防范,充分利用隔离病房、监控设施严密监控,辅之以个别教育与心理疏导,防止自杀、逃跑等事件发生。

(二)身心康复期

时期3个月,实行半开放式管理。生理脱毒治疗完成后,强制隔离戒毒人员体质尚虚弱,不少人还存在稽延性症状和其他疾病,且心理疾患大多未消除。因此,这一阶段戒治工作应以身心康复为主。

(1)认真开展艾滋病筛查和CT4检查,积极治疗戒治人员身体疾患。

(2)开展体能康复训练,通过队列训练、健身操和各种文体活动增强体质。

(3)通过心理健康教育、团体心理辅导和个体心理咨询,矫治心理疾患,进行危机干预,帮助戒治人员增强心理调适能力和心理控制能力,平安渡过心瘾危机期。

(4)建立"家长学校"和戒治人员互助团体,以亲情和团体的力量增强制隔离戒毒戒治人员的生活信心和戒毒信心。

(5)开展好法制、思想、道德、文化、心理健康和戒毒知识等课堂化教育,提高戒治人员的认知水平,树立正确的人生观、价值观和戒毒观。

(6)组织开展公益性集体劳动,使戒治人员体验正常人的尊严,感受成功的喜悦,增强公民意识和集体荣誉意识。

（三）综合矫治巩固期

时间 6 个月，实行模拟社区半开放式管理。进入这一时期，戒治人员身心已得到基本调适，稽延性症状大多已消除，通过前两期的治疗康复和教育训练，戒治人员大多已适应了戒治环境和戒治生活，认知能力和行为能力有所提高。因此，这一时期的戒治工作应以通过综合矫治手段，巩固戒治成果，抗复吸行为为主。

（1）开展正常的课堂化教育，在提高戒治人员认知能力和综合素质的前提下，开展戒毒成功典型主题教育。

（2）以建立无毒环境为核心，强化管理，秉承以人为本理念，贯彻宽严相济政策，坚持依法、严格、科学和文明管理原则。

（3）依托心理矫治、康复和教育三个中心，全面开展心理矫治工作。通过心理健康教育、心理测试、团体心理辅导和个体心理咨询、心理危机干预等手段，帮助戒治人员戒除心瘾，消除心理危机，重塑健康人格，增强抵制复吸诱惑的能力，巩固操守信心。

（4）开展适应戒治人员发展需要和就业需求的有偿习艺劳动和职业技能培训。让戒治人员体验劳动的艰辛、光荣和价值，在其增强体质、获得报酬的同时学会一技之长，为回归社会，就业谋生奠定坚实基础。

（5）建设文明、健康、和谐、催人向上的文化氛围。陶冶、激励戒治人员树立积极健康的人生态度，养成文明礼貌、与人友善的精神品质，体验做人的尊严和正常社会生活的美好，在实际生活中学会做人、做事和生活。

（6）强制隔离戒毒所按照社会化的要求，在场所内建立健全模拟社区功能。借鉴 TC 模式成功经验，开展"家长学校""社区公益活动""互助团体""成长团体"和"兴趣小组"等多种活动，增强社会、家庭对戒治工作的支持力度，增强强制隔离戒毒治疗人员的公民意识、自主意识和互助意识，扩大强制隔离戒毒工作的社会影响（以上见图 5.2）。

强制隔离戒毒人员再社会化实际操作训练（二）

操作 1. 戒毒知识抢答赛；

操作 2. 技能大比拼；

操作 3. 感恩训练；

操作 4. 活动设计：从读书开始，每天坚持 20～30 分钟（选择自己认为有益的书），考验自己能坚持多久

图 5.2　强制隔离戒毒人员再社会化实际操作训练（二）

（四）回归社会适应期

时间 2 个月，实行开放式管理。这一时段的设定是根据《禁毒法》的规定，执行期满 1 年提前解除强制隔离戒毒的戒治人员第 11 月进入回归社会的适应期；未提前解除强制隔离戒毒的，第二年 11 月进入回归社会适应期；延长期限 1 年的，第三年 11 月进入回归社会适应期。这一时期戒治人员进入强制隔离戒毒所回归指导中心，实行模拟社区开放式管理；符合条件的经批准可进入场所设立在社区和用工企业的回归指导站实行社会开放式管理。对回归指导中心的戒治人员主要进行回归指导教育和回归技能训练；对回归指导站的戒治人员在进行回归指导教育和回归技能训练的同时，还可参加社区义工、企业试工和职业技能培训等，目的均是增强回归社会就业谋生的能力。

第二节　强制隔离戒毒人员回归社会指导

强制隔离戒毒人员回归社会指导包含两个方面内容：

（1）对强制隔离戒毒人员进行回归指导教育训练，为解除强制隔离戒毒人员提供回归指导支持。

（2）对解除强制隔离戒毒人员回归社会后进行教育矫治质量跟踪调查，以反馈操守信息，改进教育矫治工作。

一、回归指导原则

为达到规范有序、成效显著和健康发展之目的，回归指导工作必须确立和遵循以人为本的原则、依法指导的原则、服务和谐社会的原则、场所效益与社会效益相结合的原则、全员指导与重点指导相结合的原则、全程指导与关键期指导相结合的原则以及专业指导与志愿者指导相结合的原则。

二、回归指导的准备

1. 设立回归指导中心

强制隔离戒毒所设立回归指导中心，在所党委领导下负责回归指导工作。

回归指导中心分管教育矫治的所领导担负具体领导责任，办公地点设在教育科，专门人员由教育科、管理科、生卫科、生产科、心理矫治中心民警组成。回归指导中心负责制定具体的回归指导计划；负责与司法机关、社区、职介机构、劳动权益保障机构、职业技术学校和用工企业等单位协商联系，以场所为主导、以社区为依托建立强制隔离戒毒人员回归指导站，并负责领导回归指导站的具体工作；负责招募志愿者并对其进行培训指导；负责建立强制隔离戒毒人员回归指导档案；负责资料、档案、文书、表格、信息和宣传报道等基础性工作；负责回归指导的检查考核工作；负责教育矫治质量跟踪调查工作。

2. 建立回归指导站

强制隔离戒毒所依托所在地市和强制隔离戒毒人员收治地市，要争取当地党委政府的支持，以司法局及所属的司法所为主要协作单位，以劳动用工企业、职介机构、职业技术学校和劳动权益保障机构为合作伙伴，以社区为依托，建立开放式的回归指导站，从而促进戒治人员更生和回归社会，就业谋生。回归指导中心制定具体的工作实施细则并指导工作，经费由场所保障，专业人员由强制隔离戒毒所、司法所、志愿者三部分组成，职责主要是对选送到回归指导站的具有开放式待遇条件的戒治人员进行教育、训练及管理，对解除强制隔离戒毒人员提供回归指导支持，对志愿者进行培训、指导、管理。

三、回归指导教育训练

改革传统的出所教育为回归指导教育训练，时间和工作内容与前述分期矫治的回归社会适应期相匹配。

回归指导中心制定教育训练计划，教育内容以戒毒操守、前途、形势政策、遵纪守法、公民社会建设、社会生活、劳动权益保护和劳动安全、就业指导为重点。时间不少于20天，

授课不少于80课时。训练内容以戒治人员所学职能技能为重点，主要进行实际操作训练，时间不少于20天，实际训练操作不少于80课时。强制隔离戒毒所可参照司法部劳教局统编教材，结合场所实际编制回归指导教育课程和训练课程。按照"三种管理模式"的要求，对符合开放式待遇条件的强制隔离戒毒人员，可经严格程序选送到社区回归指导站实行开放式的回归指导训练，或在回归指导站参加职业技能培训，或在社区参加义工服务，或在用工企业参加试工劳动，由回归指导站具体负责管理。

四、回归指导的内容及途径

1. 回归指导的主要内容

回归指导的主要内容包括就业指导、职业技能指导、社会生活指导、婚姻家庭问题指导、法律援助指导、劳动保护指导和抗复吸具体问题指导等。

2. 回归指导途径

（1）回归指导中心和回归指导站设置回归指导热线电话和回归指导网站，就戒治人员和解除强制隔离戒毒人员的咨询话题进行远程指导。

（2）对有咨询要求和有必要指导的人员进行面对面的零距离咨询指导。

（3）对重点人员进行重点追踪指导。

（4）加强教育矫治质量跟踪调查工作并使之制度化，并在跟踪调查过程中对被调查人员实施回归指导，旨在使每一名戒治人员和解除强制隔离戒毒人员都受到回归指导援助，促进其改善、更生、回归，切实降低复吸率和重新违法犯罪率，促进和谐社会建设。

第三节 强制隔离戒毒人员再社会化工作体系

概括而言，目前我国的戒毒体系包括强制戒毒与自愿戒毒两部分。强制戒毒人员在所内戒毒成功能为其再次进入社会正常生活奠定坚实的基础。为此，戒毒工作要做好强制隔离戒毒人员的再社会化的准备工作。

一、提供健康安全的社会生活空间

毒品问题，害己、害家、害国，禁毒工作事关人民的健康、家庭的幸福、民族的兴旺和社会的稳定。戒毒宣传教育作为禁毒工作的治本措施，是社会主义精神文明建设的一项重要任务。

（1）建立覆盖全社会的宣传教育网络，将戒毒宣传教育延伸到千家万户，不断提高广大人民群众的拒毒意识。

（2）宣传部门要把戒毒宣传纳入年度宣传计划，实现戒毒宣传经常化、制度化。

（3）教育部门要把毒品预防教育纳入中、小学校法制教育和德育教育的范畴；要通过多种形式的宣传教育，努力增强中小学生的防毒意识和拒毒能力。

（4）新闻媒体要深入挖掘戒毒工作题材，多角度、多层次报道戒毒工作，开辟专栏和定期发布禁吸戒毒公益广告，大力宣传毒品对个人、家庭和社会的危害。

（5）禁毒委员会各成员单位要充分利用"6·26"国际禁毒日，多形式、多渠道广泛开展禁毒宣传教育；要做到宣传知识入耳、入脑、入心，提高全民戒毒意识。

只有全社会提高了防毒拒毒的意识，才能从源头上控制毒品，才能为强制隔离戒毒人员提供健康安全的场所，让他们无毒可吸、远离毒品。

二、做好回归社会的心理准备

1. 戒毒知识教育

戒毒知识教育是帮助强制隔离戒毒人员实现从"要我戒"到"我要戒"的认知过程。一是要开展戒毒知识宣传。利用戒毒宣传片、戒毒漫画和戒毒图片等，教育他们学法守法，珍爱生命，远离毒品。二是开展戒毒知识讲座。邀请戒毒专家、学者、社会戒毒志愿者，宣讲禁毒、吸毒和戒毒的相关知识。三是开展互动的戒毒警示教育。通过现身说法、参加"国际禁毒日"活动、举办戒毒文艺演出和"走进戒毒所"等活动，使强制隔离戒毒人员在与社会的接触中，进一步了解毒品对社会、家庭、个人的危害，更加深刻地认识毒品对身体和精神的摧残。

2. 意志品质训练

坚忍不拔的意志品质，是戒断毒瘾的重要保证，是实现"我要戒"到"我能戒"的信念基础。要开展以"强我体魄，练我意志，塑我风采"为主题的强制隔离戒毒人员意志品质训练。如开展军事、体能训练——增强体魄、树立集体责任感；运用格言警句、古诗文朗诵和太极拳锻炼——磨练意志、培养慎独修身法；以音乐欣赏、琴棋书画习练——铸就品质、提升审美感受力等多方面内容的活动。

3. 心理健康教育和心理矫治工作

在强制隔离戒毒人员中，几乎每个人都能够认识毒品对自身的危害，并有戒断毒瘾的意愿，但是几乎所有人都认为戒毒是非常困难，甚至是"不可能"的。这里既有病理学的原理，也有心理学的问题。从心理学角度来说，教育的关键在于去除强制隔离戒毒人员的"心瘾"，帮助他们消除心理障碍，矫治不健康的心理，恢复和重塑健康的心理。一是应当普及心理健康教育，开展心理健康调查，为强制隔离戒毒人员设立心理档案。二是应当营造友爱和谐的心理氛围，开设心理健康教育课，把心理健康教育纳入教学计划。三是应当做好强制隔离戒毒人员心理咨询与指导工作，建立心理咨询机构，实施心理咨询和心理矫治。四是应当建立心理健康教育合力系统，开展强制隔离戒毒人员心理问题的课题研究。

三、进行再社会化的行动准备

强化对强制隔离戒毒人员的职业技术培训，使他们学会一技之长，以提高他们的社会生存能力，使之成为自食其力的守法公民，就能达到教育人、改造人和造就人的根本目的。由于强制隔离戒毒人员自身的身体原因，像服装设计、裁剪缝纫、计算机、烹饪、机修、美容美发等社会需求大、投入少、见效快的职业技术培训更适合他们。让他们经过一段时间的培训学习，具备一定的职业技能，为回归社会做好行动上的准备。

四、做好后续照管工作

能否切实做好"后续照管"工作，对强制隔离戒毒人员的再社会化具有十分重要的意义。在现代社会中，不少人对涉毒人员往往视如"洪水猛兽"，谈"毒"色变，人们给予更多的是冷眼和歧视，将其视为"另类人"。其实，涉毒人员脱毒后，也很想回归社会重新做人，而社会上的一些人却将其圈定在另外一个世界里，对他们退避三舍。没有社会的关爱，他们往往易落入昔日涉毒人员的圈子里，极易导致复吸。因此，我们应以一颗平常心去对待强制隔离戒毒人员，给予他们一份关爱，让他们感受到社会的温暖，感受到自己同样是社会大家庭中的一员，重建回归社会的信心。

帮教回归、社区服务是收治戒毒工作的延伸，也是强制隔离戒毒人员能否顺利回归社会的决定性因素之一。帮教回归、社区服务系统的主体是政府基层组织，要在政府基层组织的统一组织下，依靠民警、单位、家庭，发动群众做好强制隔离戒毒人员的帮助教育。应采取村（居）委会、单位、派出所和家庭"四位一体"的帮教措施，共同建立强有力的社会生活支持系统，实施就业扶持，促进家庭情感重建，为强制隔离戒毒人员提供一个非歧视的、适宜的社会生活环境。尽可能阻断他们与原来的危险环境及危险群体的联系，阻止危机因素变为复吸行为，促进强制隔离戒毒人员再社会化的顺利进行。

第四节　强制隔离戒毒人员再社会化模式

强制隔离戒毒教育工作是强制隔离戒毒所对强制隔离戒毒人员进行的提高素质、戒断毒瘾、实现其再社会化的系统影响活动。强制隔离戒毒人员这一教育对象的特殊性，决定了强制隔离戒毒教育工作比社会教育、学校教育在目的上更具有明确性，在内容上更具有针对性，在模式上更具有特殊性。

一、再社会化强化管理模式

再社会化强化管理模式强调依法管理、科学管理、严格管理和文明管理。教育居于从属地位，起到的是一种辅助性作用。

二、再社会化着力教育模式

再社会化着力教育模式强调"教育第一"的地位——教育人是劳动教养的核心，教育是处在首要位置上的。这种模式重视教育工作的长效治本功能。

三、再社会化养成教育模式

此种模式强调对戒毒人员良好行为的培养，达到用"好行为"代替"坏行为"的目的。行为养成教育"看得见"——站有站的规矩，行有行的标准；"听得到"——凡事报告，讲究礼节礼貌；"管得着"——违反行为养成时，能够准确地予以评价，利于操作，便于考核。

四、再社会化素质教育模式

此种模式不是外在地按照某个标准去塑造人，而是激活和形成强制隔离戒毒人员自我完善的内在机制，使个体成为真正意义上的主体性的人，拥有自我建构和发展的内在活力和机制。

1. 重视传统文化教育

中华民族传统文化中的传统文化元素是能够深入强制隔离戒毒人员骨髓、融于其血液、帮助其思想、指导其行动的，是他们自然而然就能够接受而且心理上不会予以排斥的。传统文化知识抢答赛与"日诵一诗、月熟一文"等传统文化教育，突出对人生命的珍惜，体现了理想追求、健全人格和情操陶冶关怀，贴近生活，深受强制隔离戒毒人员的欢迎。

2. 重视学习教育

学习教育是在充分尊重人格，不断增进个体的自主性、判断力和责任感基础上开展的包括形成自信、具有开朗态度在内的教育。它既是一种基础教育，又是一种继续教育和终身教育。这种教育，不仅使强制隔离戒毒人员掌握学习的方法，还要培养学习的兴趣，帮助他们在今后的人生中，学会自觉地学习，从学习中不断修补认识缺陷，从而逐步树立正确的人生观、世界观。

3. 重视人文关怀教育

强制隔离戒毒人员是"病人、毒品受害者、违法者"，这三重身份说明他们需要强烈的人文关怀。"一切为了强制隔离戒毒人员"，是强制隔离戒毒教育工作实行人文关怀教育的主题（见图5.3）。

强制隔离戒毒人员再社会化实际操作训练（三）

操作1. 开展《三字经》《弟子规》等传统文化知识抢答赛。

操作2. 互动的戒毒警示教育：开展现身说法，参加"国际禁毒日"，举办戒毒文艺演出和"走进戒毒所"等活动

图5.3　强制隔离戒毒人员再社会化实际操作训练（三）

五、再社会化的封闭式教育模式

此种模式要求强制隔离戒毒人员，阻断毒品流通的渠道，坚决杜绝毒品流入所内，并减少自己接触所内外人的机会。

六、再社会化的开放式教育模式

此种模式包括：

（1）指发挥所内所外法律的、政策的，人力的和物力的各种因素的作用，按照素质教育的规律来办教育。

（2）指教育工作的社会化。要创新教育形式，充分利用社会教育资源和社会力量，使强制隔离戒毒人员所学知识、技术与社会需要相适应，以利于他们的再社会化。

（3）指有条件地对外开放戒毒教育。在保证安全、保密和不影响强制隔离戒毒人员戒毒的前提下，所内实行半开放或开放的教育管理体制，让更多的人了解强制隔离戒毒教育，从而关心、支持、参与和援助强制隔离戒毒教育工作的建设与发展，以促进我们的教育工作充满生机与活力。

七、人性化与社会化相统一的戒毒康复模式

这是指集"预教、打击、戒毒、康复、矫助"五位为一体的社会化禁毒长效机制。它按照"以社区矫助为基点、以无缝管控为桥梁、以康复场所为驿站"的康复戒毒思路，形成人性化与社会化相统一的戒毒康复模式。

第五节　再社会化的测评

一、自信心测评

古人语："知己知彼，百战不殆。"可见，知己是成功的出发点。一个人要自信，首先要了解自己。我们不能因自己某一方面的不足而怀疑自己的全

部能力。这种非理性的评价往往失之偏颇，容易使人产生自卑心理。为避免这种偏激和悲观想法，可用一种三栏评价法来调节自己的心态。

操作方法：当别人说你头脑简单、四肢发达时，你立即在左边一栏写上你的自然想法，然后在第二栏指出你这种想法的错误所在，最后对错误的不合理的想法在第三栏给予批判、驳斥（见表5.1）。

表 5.1　三栏评价表

自然想法	错误所在	合理看法
① 我确实像个头脑简单、四肢发达的大笨熊	自我乱贴标签	我并不那么笨，球场上的灵活机智就是证明
② 我吸毒，太无能了，一切都完了	极端片面	吸毒是因为我年少不懂事，结交朋友不慎。目前我在强制隔离戒毒所戒治，只反映我暂时不行，我要拿出坚强的意志，把毒瘾戒掉，成为有用之人

二、意志力测试

【测试指导语】

一个人想干出任何成绩，都要能坚持下去，坚持下去才能取得成功。说起来，一个人做一点事并不难，难的是能够持之以恒地做下去，直到最后成功。许多人做事，起初能付出行动，但是随着时间的推移、难度的增加以及气力的耗费，便从思想上开始产生放松和畏难情绪，接着便停滞不前、退避三舍，直至最后放弃了努力。究其原因，只因"意志力"薄弱，最终徒劳无功、一事无成。本测试将帮助你了解自己意志力的强弱。共20题，每题可依自己的情况做出判断。

问题1：我决心办成的事情（如练长跑、爬山、冬泳），不论遇到什么困难，都会坚持下去。

A. 完全符合　　B. 比较符合　　C. 无法确定

D. 不太符合　　E. 完全不符　　　　　　　　　　（　　　　）

问题2：生活中遇到复杂的事情时，我常常举棋不定，拿不定主意。

A. 完全符合　　B. 比较符合　　C. 无法确定

D. 不太符合　　E. 完全不符　　　　　　　　　　（　　　　）

问题 3：我做一件事的积极性，主要取决于这件事情的重要性，即该不该做；而不在于对这件事是否有兴趣，即不在于想不想做。

A. 完全符合　　B. 比较符合　　C. 无法确定

D. 不太符合　　E. 完全不符　　　　　　　　　　　（　　　　）

问题 4：我的兴趣多变，做事情常常是"这山望着那山高"。

A. 完全符合　　B. 比较符合　　C. 无法确定

D. 不太符合　　E. 完全不符　　　　　　　　　　　（　　　　）

问题 5：对别人的意见，我从不盲从，总喜欢分析、鉴别一下。

A. 完全符合　　B. 比较符合　　C. 无法确定

D. 不太符合　　E. 完全不符　　　　　　　　　　　（　　　　）

问题 6：我认为做事不必太认真，做得成就做，做不成便罢。

A. 完全符合　　B. 比较符合　　C. 无法确定

D. 不太符合　　E. 完全不符　　　　　　　　　　　（　　　　）

问题 7：如没有特殊原因，我每天都按时起床，从不睡懒觉。

A. 完全符合　　B. 比较符合　　C. 无法确定

D. 不太符合　　E. 完全不符　　　　　　　　　　　（　　　　）

问题 8：有时我躺在床上，下决心第二天要干一件重要事情，但到了第二天，这种念头又消失了。

A. 完全符合　　B. 比较符合　　C. 无法确定

D. 不太符合　　E. 完全不符　　　　　　　　　　　（　　　　）

问题 9：学习和娱乐发生冲突时候，即使这种娱乐很有吸引力，我也会选择学习。

A. 完全符合　　B. 比较符合　　C. 无法确定

D. 不太符合　　E. 完全不符　　　　　　　　　　　（　　　　）

问题 10：我常因读一本引人入胜的小说或看一档精彩的电视节目而忘记时间。

A. 完全符合　　B. 比较符合　　C. 无法确定

D. 不太符合　　E. 完全不符　　　　　　　　　　　（　　　　）

问题 11：我喜欢长跑、远足、爬山等体育活动，并不是我的身体条件适应这些项目，而是因为这些活动能锻炼我的体质和毅力。

A. 完全符合　　B. 比较符合　　C. 无法确定

D. 不太符合　　E. 完全不符　　　　　　　　　　　（　　　　）

问题 12：我在学习和工作中遇到了困难，首先想到的就是问问别人有什么办法。

A. 完全符合　　B. 比较符合　　C. 无法确定

D. 不太符合　　E. 完全不符　　　　　　　　　　　　（　　　　　）

问题 13：我能长时间做一件重要而枯燥的工作。

A. 完全符合　　B. 比较符合　　C. 无法确定

D. 不太符合　　E. 完全不符　　　　　　　　　　　　（　　　　　）

问题 14：我的作息没有什么规律性，经常随自己情绪兴致的变化而变化。

A. 完全符合　　B. 比较符合　　C. 无法确定

D. 不太符合　　E. 完全不符　　　　　　　　　　　　（　　　　　）

问题 15：我决定做一件事，常常说干就干，绝不拖延或让它落空。

A. 完全符合　　B. 比较符合　　C. 无法确定

D. 不太符合　　E. 完全不符　　　　　　　　　　　　（　　　　　）

问题 16：我办事喜欢捡容易的先做，难的能拖就拖，实在不能拖时，就赶时间做完算数，所以别人不大放心让我干难度大的工作。

A. 完全符合　　B. 比较符合　　C. 无法确定

D. 不太符合　　E. 完全不符　　　　　　　　　　　　（　　　　　）

问题 17：我信奉"凡事不干则已，若干必成"的格言，并身体力行。

A. 完全符合　　B. 比较符合　　C. 无法确定

D. 不太符合　　E. 完全不符　　　　　　　　　　　　（　　　　　）

问题 18：凡是比我能干的人，我不太怀疑他们的看法。

A. 完全符合　　B. 比较符合　　C. 无法确定

D. 不太符合　　E. 完全不符　　　　　　　　　　　　（　　　　　）

问题 19：遇事我喜欢自己拿主意，当然也不排斥听取别人的建议。

A. 完全符合　　B. 比较符合　　C. 无法确定

D. 不太符合　　E. 完全不符　　　　　　　　　　　　（　　　　　）

问题 20：给自己制定的计划，常常因为主观原因不能如期实现。

A. 完全符合　　B. 比较符合　　C. 无法确定

D. 不太符合　　E. 完全不符　　　　　　　　　　　　（　　　　　）

【结果计算】　选 A，5 分；选 B，4 分；选 C，3 分；选 D，2 分；选 E，1 分。

【结果评价】

91 分以上，意味着你意志力十分坚强；

81～90 分，意味着你意志力较坚强；

61～80 分，意味着你意志力只是一般；

51～60 分，意味着你意志力比较薄弱；

50 分以下，意味着你意志力十分薄弱。

一个一心奔向成功的人，在他的字典里，没有"不可能"这几个字，因为他相信，任何困难都是可以被战胜的，只要自己去努力，去拼搏与奋斗。

要想做成一件事，你要从心里就坚信是完全可以做到的，并且把"不可能"的想法从你的心中铲除掉。谈话中不提它，想法中排除它，态度中去掉它、抛弃它，不再为它提供理由，不再为它寻找借口，把"不可能"这几个字和这个观念永远地抛弃，而用"可能"来替代。

坚强的毅力是成功者的必备要素。而坚强的毅力，来源于对远大目标的执著、渴望和对自己克服困难、战胜逆境的信心。无论是走路还是做事，大部分人都喜欢直线，不喜欢走曲线。但是，在现实环境中，我们有时会遭受挫折、走一段弯路。这时候，就要求我们鼓起勇气，不气馁，不要中途自暴自弃。过程的曲折并不代表失败，只要我们锐意进取，以百折不回的精神向前进，终会摆脱逆境的困扰。

在事物发展的道路上，总有一些转折点。面临这种突破之前，往往是最困难、最艰巨的时刻。在这种时刻，我们一定要判断形势，确定方向，无论情况多么严峻，也绝不轻易放弃。只要我们坚持到底，渡过难关，就会出现"山重水复疑无路，柳暗花明又一村"的奇景。

三、社会适应能力测试

【测试指导语】

社会适应能力，指的是一个人在心理上适应社会生活和社会环境的能力。从某种意义上说，社会适应能力的高低，表明一个人的成熟程度的高低。

下面的问题能帮助你进行社会适应能力的自我判别(把答案填在括号内，A：是；B：无法肯定；C：不是)。

1. 我最怕搬家，每到一个新环境，我总要经过很长一段时间才能适应。（　　　　）

2. 每到一个新的地方，我很容易同别人接近。（　　　　）

3. 在陌生人面前，我常无话可说，以至感到尴尬。（　　　　）

4. 我最喜欢学习新知识或新技术，它给我一种新鲜感，能调动我的积极性。（　　　　）

5. 每到一个新地方，我第一天总是睡不好；就在家里，只要换一张床，有时也会失眠。（　　　　）

6. 不管生活条件有多大变化，我都能很快习惯。（　　　　）

7. 越是人多的地方，我越感到紧张。（　　　）

8. 在正式比赛或考试时，我的成绩多半不会比平时练习差。（　　　）

9. 我最怕在集体面前发言，全体学员都看着我，心都快跳出来了。（　　　）

10. 即使有的学员对我有看法，我仍能同他（她）交往。（　　　）

11. 教官在场的时候，我做事情总有些不自在。（　　　）

12. 和学员、家人相处，我很少固执己见，乐于采纳别人的看法。（　　　）

13. 同别人争论时，我常常感到语塞，事后才想起该怎样反驳对方，可惜已经太迟了。（　　　）

14. 我对生活条件要求不高，即使生活条件很艰苦，我也能过得很愉快。（　　　）

15. 有时自己明明把强制隔离戒毒知识背得滚瓜烂熟，可在课堂上背的时候，还是会出差错。（　　　）

16. 在决定胜负成败的关键时刻，我虽然很紧张，但总能很快使自己镇定下来。（　　　）

17. 我不喜欢的东西，不管怎么学也学不会。（　　　）

18. 在嘈杂混乱的环境里，我仍然能集中精力做事，并且效率较高。（　　　）

19. 我不喜欢陌生人来家里做客，每逢这种情况，我就有意回避。（　　　）

20. 我很喜欢参加社交活动，我感到这是交朋友的好机会。（　　　）

【评分办法】

（1）凡是单号题，选A，2分；选B，0分；选C，2分。

（2）凡是双号题，选A，2分；选B，0分；选C，扣2分。

将各题的得分相加，即得总分。

35～40分：社会适应能力很强，能很快地适应新的学习、生活环境，与人交往轻松、大方，给人的印象极好，无论进入什么样的环境，都能应付自如，左右逢源。

29～34分：社会适应能力良好。

17～28分：社会适应能力一般，当进入一个新环境，经过一段时间的努力，基本上能适应。

6～16分：社会适应能力较差，依赖于较好的工作、生活环境，一旦遇到困难则易怨天尤人，甚至消沉。

5分以下：社会适应能力很差，在各种新环境中，即使经过一段相当长时间的努力，也不一定能够适应，常常为与周围事物格格不入而十分苦恼。在与他人的交往中，总是显得拘谨、羞怯，手足无措。

如果你在这个测查中得分较高，说明你社会适应能力较强。但是，如果你得分较低，也不必忧心忡忡。因为一个人的社会适应能力是随着年龄的增长，知识经验、阅历的丰富而不断增强的。只要你充满信心，刻苦学习，虚心求教，加强锻炼，你一定会成为适应社会的成功者。

四、强制隔离戒毒人员戒治效果评价（见表 5.2）

表 5.2 强制隔离戒毒人员戒治效果评价量表

评价对象：　　　　所在大队：　　　　评价人：　　　　合计得分：

一级指标	二级指标	三级指标	评估因素	得分	备注
社会适应性20分	了解社会（1分）	掌握时事（1分）	对社会时事是否了解		
	自我能力（4分）	交往能力（1分）	人际交往能力、交流沟通技巧是否有所提高		
		自理能力（1分）	生活自理能力是否有所提高		
		自我约束（2分）	自制力约束力是否得到提高		
	安置帮教（5分）	家庭帮扶（3分）	家庭是否接纳并给与正确的督促、支持和帮扶		
		社会帮教（2分）	是否具有安置帮教就业条件		
	劳动观念（4分）	劳动态度（2分）	好逸恶劳、不劳而获的思想是否得到改变		
		劳动表现（2分）	是否积极参加习艺劳动并完成劳动任务		

续表 5.2

评价对象：　　　　所在大队：　　　　评价人：　　　　合计得分：

一级指标	二级指标	三级指标	评估因素	得分	备注
社会适应性20分	就业技能（2分）	技能状况（2分）	是否掌握了一个以上有职业技能证书的劳动技能		
	就业信心（4分）	就业愿望（1分）	是否有自食其力的愿望		
		择业观念（2分）	择业观念生存方式是否切实可行		
		就业认识（1分）	是否了解就业形势，期满后是否有可行的就业打算		

如果你的分数是 11～15 分，说明你对自己颇有自信，但是你仍或多或少缺乏安全感，对自己产生怀疑。你不妨提醒自己，在优点和长处各方面并不输于人，要特别强调自己的才能和成就。

如果你的分数是 11 分以下，说明你对自己显然不太有信心。你过于谦虚和自我压抑，因此经常受人支配。从现在起，尽量不要去想自己的弱点，多往好的一面去衡量；先学会看重自己，别人才会真正看重你。

第六章

成功戒毒案例

　　毒品因其毒理特性、生理依赖性和心理依赖性都很强，导致戒断症状严重，复吸率高。成瘾者一方面深知毒品的危害性，很想把毒瘾戒掉；另一方面又承受着毒品的巨大诱惑。这种想戒又想吸的两极矛盾心理一直困扰着他们。于是，吸了戒，戒了吸，再戒再吸，步入了一种周而复始的循环之中。不少成瘾者在尝试过无数次戒毒都不成功之后，便产生了悲观失望的情绪，有的干脆采取听天由命、自暴自弃的人生态度。的确，要想彻底戒毒并不是件容易的事。但现实中，戒毒成功者大有人在。众所周知的霍元甲、张学良等都曾身陷毒潭，后经过努力都成功地戒掉了毒瘾，并且后来在事业上取得了巨大的成就。可见，彻底戒毒是可以做得到的。那么，怎样才能成为一名成功戒毒者呢?请看下面一些戒毒成功案例。

一、成功戒毒典型案例

【案例一】　决不放弃，从自己戒毒到帮助他人戒毒的彭斌

　　彭斌（化名），湖北人，1969 年出生，曾做过国企职工、私营企业老板、酒店副总，干过贸易、出租、建筑工程等行当。现在的彭斌，已经是汉口某戒毒所一位从事戒毒推广工作的专职人员。彭斌说:"戒毒使我从地狱回到人间，重新体会到了做一名普通人的幸福与快乐。"

　　彭斌 1993 年开始吸毒，2002 年成功戒毒，10 年的吸毒、戒毒，使彭斌对毒品有着一种刻骨铭心的痛苦记忆。谈起这段经历，彭斌仿佛进入了一场恶梦:

　　第一次接触毒品是 1993 年。当时，公司派我到深圳出差。有一天我得了感冒，住在同房间的一位朋友告诉我不用吃药，吸食白粉可以缓解。由于当时对毒品的认识浅，没有戒备心理，再加上好奇，便吸了一次，感觉很舒服，感冒也好了。后来，随着次数的增多，开始上瘾，慢慢发展到主动去找别人买毒品。特别是在1996年，自己做生意不顺利，心情不好，加上当时身体有伤，腿摔坏了，就开始大量求助于毒品，瘾越来越大。那时，感觉白粉简直就是万能的，不但能够缓解肉体的疼痛，而且还会让一个人暂时忘却精神的痛苦。做生意的时候，最高峰时我有近200万元存款，还有一辆老式的奔驰车。但自从沾染上毒品后，便再也无心做生意，脑子里整天想的就是毒品，坐吃山空，存款、车子等慢慢地都变成了毒资，化作一缕缕轻烟吸光了，家里人怎么劝也没有用。

我就这样一点点被毒品啃噬着。到1998年，我已经完全离不开毒品了，什么事情都依赖它。但随着对其了解的不断深入，我心里的恐惧也在与日俱增，特别是当自己清醒的时候，我就会反复告诫自己：我还年轻，人生不能就这样沉沦下去。此时，多年的积蓄已挥霍殆尽，我开始醒悟，想戒毒。最早是在家里偷偷地戒。先是请一位大医院的教授配药，在家里治疗，效果不好。后来，我就自己到药店买戒毒药品吃。在相当长的一段时间内，我尝试了数不清的戒毒药。当时只要市场上有的，像福康片、安君宁等，我几乎都吃过。这些药品服下后，短时间里能让我忘掉毒品，但药力一过，毒瘾又不可抑制地侵蚀而来。那段时间，我整天就在这种痛苦的煎熬中挣扎。那种万念俱灰、痛不欲生的感觉，我一辈子都不会忘记。最终，这种办法宣告失败。

一年后，我又经历了一次为期3个月的强制性戒毒。1999年4月27日，已经有6年吸毒史的我被公安人员抓住，送到戒毒所强制戒毒。当时的我已经失去了对戒毒的信心，对于被抓和强制戒毒，心里竟然有一种莫名的幸运感，没有反抗也没有抱怨。3个月的时间里，由于没有毒品来源，大负荷的体力运动让我暂时忘却了毒品，身体也慢慢地好了起来。我以为我的毒瘾已经戒掉了。7月27日从戒毒所出来的那天，正是我的生日，朋友们坐在一起为我庆祝"脱离苦海"。酒过三巡，他们拿出白粉，免费"招待"大家。刚开始，他们拉了我几次我都没有吸，但是后来酒精的作用还是让我失去控制，我颤抖着双手又一次接过了毒友们递过来的白粉。不久，我与毒友们又混在了一起。我的第二次戒毒也遭流产。此后的两年多时间里，我又先后去过许多医疗机构开办的自愿戒毒所。由于无法戒掉毒瘾，我不敢出门，不敢见熟人，心里极度自卑，自暴自弃，过着一种地狱般暗无天日的生活。此时，戒掉毒瘾，渴望过普通人的正常生活，做一个对社会有用的人，成了我最大的人生追求。

我的戒毒转机出现在2001年7月。一天，当我吸完白粉昏睡的时候，被家里人带到了湖北省××市康复医院"TC之家"戒毒社区。这是一个引进美国戴托普（Daytop）康复治疗模式的戒毒社区，其核心内容是通过家庭式管理，再辅以心理治疗手段，让戒毒者成为社区的"家庭成员"，为经过脱毒、康复治疗的戒毒者树立重返社会的自信。此时，我已经不相信任何戒毒所，但是母亲的眼泪还是让我的心软了下来，我答应母亲好好戒毒。在戒毒所里，开始我一度很消极，不愿意跟任何人说话，只是被动地接受治疗。7月27日，"TC之家"组织社区的家庭成员为我举办了一个生日晚会。当这些昔日的毒友、医护人员和所长举着蜡烛，祝我生日快乐的时候，我的眼睛湿润了。我感受到了一种久违的人与人之间的关心和尊重，不禁泪流满面。这是一个我永生难忘的生日！从此以后，我对这个戒毒所产生了好感，试着把自己当作这个家庭中的一员。随着心态的改变，我渐渐变得开朗了许多，也有了那么一点儿的自信，并重新燃起了对生活的希望。

2002年2月，为了让我"重返"社会，社区的李所长每天给我10元钱，让我出去推销自己，试着在社会上找一份工作。这时的我已经半年多没有沾过毒品，并坚持不与以前的毒友联系，成功度过了最困难的脱毒和康复期。在一个月的时间里，为了找到一份洗车工的工作，我跑遍了所在城市的大街小巷，几乎去了所有的洗车厂。虽然遇到不少挫折，但李所长说，这是一个戒毒者重返社会前的一次必不可少的学习体验过程。于是我坚持了下来，并且在社区的帮助下，自己开了一个洗车厂。做了半年的洗车工后，我重新回到社区，成为一名为社区戒毒服务的工作人员。2003年年底，由于工作出色，社区派我到另一个城市发展新社区。现在，我已接受一个自愿戒毒所的邀请，通过自己的亲身经历，在这个所从事康复模式的戒毒推广工作。

到今现在为止，我已经近3年没有沾过毒品，今后也绝不会再碰它。毒品让我失去了很多，戒毒又让我重新认识了自己，认识了人生。现在，我已经越彻底喜欢上了戒毒推广这项工作，它让我有勇气帮助更多曾像我一样误入歧途的兄弟姐妹们，走出毒品的泥潭，回到社会的怀抱。

【案例二】 八进戒毒所，终于爬出毒品"沼泽"的汪雪

这是一个真实的故事，故事的主人公汪雪（化名）因为沾染毒品，百万家产被吸食殆尽。她进过8次戒毒所、4次劳动教养所；丈夫因为吸毒过量，烟头点燃被褥，将自己活活烧死。

一向疼爱她的父亲曾断言她是个无药可救的孩子，母亲临终前都没有原谅她的行为。经过10年的戒毒历程，她终于成功，远离毒品已经近两年。现在已经拥有了一份固定的工作和平静的生活。她说："是爱让她站了起来"。（以下是她回顾的戒毒经历）

1992年冬天的一个夜晚，六个月大的儿子小宝已经睡熟，丈夫小刘一脸憔悴地打着哈欠，无力地打开房门。坐在沙发上的汪雪已准备好彻底和丈夫摊牌，如果丈夫不戒毒，自己也不活了。

小刘剧烈地咳嗽，像往常一样。汪雪刚开头，小刘就显得不耐烦了，摆摆手，站起来就往卧室走，粗暴地打断她说要去睡觉。

汪雪满腔委屈化为愤恨，冲到小刘面前，从口袋里掏出100元钱，砸在丈夫身上，鄙夷地说："滚！抽你的大烟去吧！你现在不就只认识这个吗？"说完在钱上踩了两脚。

紧接着是丈夫一记响亮的耳光，汪雪脸上落下五个红红的指印。她用手捂住红肿的左脸，盯着面前这个眼睛布满血丝、面容有些狰狞的男人，牙齿咬得"格格"响，眼泪不争气地流了下来，心想活着还有啥意思。

伤心之下她顺手抄起茶几上一把水果刀朝自己左手腕割去，血流个不停，一滴滴打在地板上。惊慌失措的小刘上前抢夺妻子手中的刀。

"咣"的一声，水果刀掉在地上，吵闹声把熟睡的小宝惊醒，孩子的啼哭声中两个人都呆住了。汪雪咬着嘴唇一言不发，小刘叹了口气，找出纱布给妻子做了简单地包扎后，跪在地上哭着说："我对不起孩子，更对不起你，我没用，想戒就是戒不掉啊！"

血不断渗出来，染得纱布都红透了，汪雪疼得不自觉抽搐。小刘咬咬牙，转身拿出一小包"白面"，关切声中夹杂着些许诱惑："吸口就不痛了，还会很舒服。"

好强的汪雪闪出一种莫名其妙的想法："你吸，我也吸，然后戒给你这个熊男人看。"她生涩地卷了卷锡纸，在丈夫的指导下吸食第一口海洛因，而这口海洛因让她付出了14年的惨痛代价。

吸完第一口，汪雪感到天旋地转，头晕恶心，一动就吐，躺平后却迷迷糊糊，刀口的痛感也随之麻木。吐过几次后，恶心感没有了，反而挺舒服的，身体轻得好像要飘起来，什么事都不想去做，觉得自己成了云中的仙子。

两到三个月后，汪雪已经彻底离不开毒品，吸食量越来越大，间隔时间也越来越短。为了不让小宝受到伤害，她把不满周岁的儿子送回婆家。

仅两年的时间，汪雪和丈夫两人就将家中上百万资产吸食殆尽，落魄到外面租房住。他们四处借钱，亲戚朋友像躲瘟疫一样躲着他们。汪雪的父母在多次劝说无效的情况下，流着泪和女儿断绝关系。更没想到的是丈夫很快也撒手人寰。

那是1994年冬天里一个寒风凛冽的日子，汪雪回来时看到家门口围了很多人，租住的房子浓烟四起，陷入火海。烧得焦黑的丈夫被抬出来时，几乎辨不出人形。

"很可笑，当时我的第一反应竟是恨不得揪他起来找钱买白粉。"12年后汪雪回忆起看到丈夫被烧焦的尸体，她当时的想法让人有点不寒而栗。

后来警察告诉汪雪，她丈夫是因为吸毒过量失去知觉，手中的烟头点燃被褥后将自己活活烧死的。看着废墟上飘起的青烟，强烈的懊悔和孤独笼罩着她，仿佛天底下只剩她一个人。

警方很快发现汪雪已有很深的毒瘾，于是将她送到刚成立的该市的强制戒毒所戒毒。

此后，在强制戒毒所和劳动教养所里，汪雪耗去了人生中最美好的8年时光。"她第一次来戒毒所时眼神呆滞、面黄肌瘦，头发乱七八糟，身上还散发出一股异味，被所里定为重点病人。"戒毒所医生张宁回忆96年初见汪雪那一幕时，如同在说昨天发生的事。治疗期第三个月，汪雪说她想家了，想爸爸、妈妈和儿子小宝，希望家人能来看看她，然而张宁拨通汪雪父亲的电话后却有些心凉。"我坚决不会去，她是个无药可救的孩子。你告诉她，我们就当没生过她。"张宁又多次联系，汪父最终放不下失足的孩子，同意前来看望。两个月后，汪父出现在汪雪面前。汪雪见到年迈的父亲时一下怔住了，呆呆地站了一会，像个小孩子一样钻到父亲怀里，父女俩的眼泪"唰"的就下来了。离开戒毒所时，汪雪的父亲握住张宁医生的手说："她母亲对她的成见太深了，不肯原谅闺女，也不让孙子来，我是偷着来的，闺女就麻烦您了。"三个月后，汪雪离开戒毒所时笑着说："张医生，您放心，我不会再回来了。"

"说实话，当时我对她一点信心都没有，几乎所有戒毒人员离开时，都会说这句话。但没过多久，他们又会出现。"

果然，两个月后，汪雪又一次出现在戒毒所。此后，汪雪像大部分戒毒人员一样重复着"吸毒—戒毒—复吸—再戒"的过程。

"我第八次见到她时，已经不再抱有任何希望，甚至有些麻木了。"张宁说。

2002年，戒毒所医生张宁接到了汪雪从劳教所打来的电话。汪雪已经第四次进劳动教养所了，声音中透着虚弱。

有一次，汪雪扛豆子，忽然下起大雨，大家都忙着往里背。一麻袋豆子有80公斤重，她只有45公斤。第一次背就压趴下了。等背完豆子，她的肩膀红红的，肿得老高。

吐掉嘴里的泥巴，汪雪就想："连这样的苦也能吃，还有什么不能干的，为啥一定要吸毒。"

张医生于是隔三岔五给汪雪和劳教所打电话，发现汪雪进步很快。

2004年10月，汪雪从劳动教养所出来，年底就找到了工作。

是什么让汪雪从毒品的沼泽中爬出？

将汪雪带出来的是她的男友小马。这个来自甘肃的青年对汪雪很照顾，尤其是汪雪告诉他自己的经历后，小马并没有疏远她，而是更加温柔地对待她。

在生活上小马对她无微不至，交友上坚决不让汪雪和原来的"粉友"交往。"不论我逛街、聚会还是干别的，他都会跟着，自称是我的保镖，最好笑的是上厕所都要站在门口，有一次差点让人家把他当流氓。"汪雪平静的语调中透着喜欢。

两个人一起度过一年多甜蜜的时光，汪雪再没沾过毒品，她的母亲高兴地拉着小马的手看了又看，为女儿有这样的男友感到高兴。

后来，由于小马工作调动，汪雪不得已和他分手了，她平静地说："爱他就要为他着想。"

2006年1月16日是汪雪生日，那天她和母亲通了电话。汪雪终于知道母亲的心愿是多么简单，像普天下所有的母亲一样，希望她平平安安、健健康康而已。

由于妹妹生下来就有残疾，母亲将所有希望都寄托在汪雪身上。"可是我不争气"，汪雪说，这是她和母亲第一次也是最后一次心平气和地谈心。

4天后，汪雪的母亲因病去世。母亲去世那天，汪雪来参加葬礼。她默默地抱着母亲的骨灰盒发誓：有生之年，决不再靠近毒品半步。

母亲去世后，汪雪的父亲住进医院。那两个月，汪雪天天在医院，每天给父亲按摩，擦身子，端屎端尿。晚上，她趴在老人身旁陪他入睡。汪雪说，父亲是她的精神支柱，她能走出来戒毒所都是父亲用白发和皱纹换来的，"我失去了金钱、真情和整个世界，却从来没有失去父亲"。

现在，35岁的汪雪是一名收银员，工资不到700元，每天正常上、下班，由于为人稳重，受到老板赏识。她没事的时候，就打扫一下租住的房子，炒菜做饭，看看老爸，日子过得很平淡。隔几个月，她会去婆家看望儿子，孩子对她很亲，但她说："现在还不能告诉儿子一切，就让他平静地生活吧，我不想成为拖累。"

回首10年戒毒路，汪雪觉得很累。现在碰到以前的"粉友"向她借钱时，她才意识到自己当初是多么可悲和可怜。"但一切都过去了，太阳升起来了"，她笑着说。

【案例三】 蜗居两平方米小屋坚持戒毒的百万富翁：胡坚强

这是一个5年吸光百万家产、又成功戒毒8年的一位曾经的吸毒者的故事。本文的主人公没有进过戒毒所，也没有借助任何戒毒药物，就在一间只有两平方米的小屋里，他凭借自己坚强的意志力告别了毒瘾。

北方某市某胡同里有一个没有名字的小巷，两侧各有一排低矮的平房。平房深处有棵一人多粗的杨树，树下有一间仅有两平方米的小屋，里面除了一张单人床外，站不下一个人。

小屋的主人叫胡坚强（化名），今年43岁。看到他现在的家，很难想象，他曾经是一位百万富翁，而且当拥有这些财富的时候，他仅仅30岁。然而，1993年6月，他沾染上了毒品，在随后的5年中，因为吸毒，他花光了积蓄，卖掉了汽车和两套房子。

准备自杀之前，在与父亲电话"告别"的时候，他突然改变了自己的想法，决心戒毒。随后的8年里，在那间小屋中，他完成了蜕变。

胡坚强是土生土长的当地人，父亲早年是小有名气的裁缝，家境虽谈不上殷实，但也衣食无忧。他在家里排行最小，上有一个哥哥一个姐姐，他从小到大一直都是在父母的呵护与疼爱中成长。1983年高中毕业后，在一家工厂成了一名工人。但他并不满足这份让同学们很羡慕的收入稳定的工作，辞去了工作下海经商，和几个朋友干起了服装生意。

3年后，胡坚强掘到了"第一桶金"——10万元。1986年他买了一辆中巴车，雇司机往返于北京与天津之间，成为一名跑长途客运的个体户。他说："那时每天要干的事就是晚上坐在家里数钱。"几年后，竞争越来越激烈，他卖掉中巴车改行做二手车生意。

"当时，我们6个人合伙成立了一家公司，现在看来应该叫股份公司。这个公司在当年也是本市比较著名的二手车市场，我是最大的股东，一个人占1/3的股份。我们控制着这个二手车市场里近一半的生意，上千平方米的停车场有一半是我们的车。"提到辉煌的过去，胡坚强的脸上露出了一丝骄傲的表情。

在同学眼里，他是一个头脑灵活胆大心细的人。徐某是胡坚强的"发小"，从小学到高中，两人一直是要好的同学。"他是我们同学眼中公认的成功人士，同学都很佩服他的胆识和预见力，从放弃铁饭碗下海经商，到提前退出长途客运主动转行，他的每一个选择在当年都是非常具有挑战性的。我一个月工资只有几十元的时候，他一天就能挣几百元。"徐某回忆说。

在短短的几年里，胡坚强的财富翻倍增长。到1993年，才30岁的他已经成了一个百万富翁，他买了两套两居室的住房，有了自己的私家车，手里还有几十万元的现金。

1993年6月，在一个合伙人家中，胡坚强突然犯了胃病，疼痛难忍。这时一个朋友拿出了一袋白色粉末，让他吸一口试试。"第一口吸进去，我就躺在了地毯上，感觉就像躺在云彩上一样，这时我已经感觉不到胃疼了。"胡坚强这样形容自己初次吸毒时的快感。

时间一长，加上朋友的一再怂恿，胡坚强的好奇心更大了，越吸越想吸，但是先前那种快感却没有了。起先是头晕，后来便呕吐不止，但是很快又精神百倍，精力充沛，他开始依赖这种感觉。又偷偷地抽第二次，第三次……一个月后，他彻底沉迷于毒品缭绕的烟雾中，他的噩梦开始了。

"当时一小包海洛因的市价是 80 元到 100 元，一克海洛因是 700 元。最初毒瘾小，每天一小包就可以，后来一天要吸三次，如果不吸连床都起不来，"胡坚强说，"刚开始，还能保证正常的工作和生活。可到后来，根本没心思做生意，整天就和几个毒友待在宾馆，除了吸毒外根本没法做别的事。"

渐渐地，胡坚强手中的现金花光了。他开始变卖财产，二手车市场里属于他的汽车也一辆接一辆地减少。他开始卖房子，为了马上把房子变成现金买毒品，他不得不低价出手，一处在繁华地段 80 平方米的房产仅仅卖了 20 万元，另一处 70 多平方米的两居室则只卖了 8 万元。

为了筹到毒资，他变卖了家里所有值钱的东西；为了买毒品，他用尽办法从亲朋好友那里骗钱；为了下一顿能抽上一口海洛因，他曾经去偷过、去骗过，甚至去抢过。

胡坚强吸毒的事很快让他的女朋友知道了，女朋友再三劝阻见他仍没有改过自新的意思，于是选择了与他分手。

失去了爱情的痛苦远比不上犯瘾时的难受，此时他早已经麻木了。在吸食毒品后的幻觉里，他能够拥有他想拥有的一切，包括他曾经失去的金钱、汽车、房产和女人。

"随着毒瘾越来越大，我开始肆无忌惮起来，不分场合，犯瘾了拿出一包就吸。有一次竟然当着父亲的面吸起了海洛因。父亲当时指着我的鼻子骂我，'再敢吸毒就别回这个家！'"哥哥姐姐的态度也由开始的劝阻逐渐变成疏远甚至不再来往。

1996 年的一天，他藏身吸毒的地方被警察发现，他被带到了公安局。后来他知道到公安局里举报他的不是别人，正是自己的父亲，他回家大闹了一场。

"当时我气愤地指着父亲大吼道'我恨你！你竟然把自己的亲生儿子举报到公安局，你想让我死吗？你一点都不理解我！'而父亲也大骂道'我没有你这样的儿子，你给我滚出去！'"事隔多年，胡坚强仍旧清晰地记得当初的情景。当时身无分文的他摔门而去。从此，胡坚强和家人断绝了关系。

吸毒后仅仅五年，他花光了所有的财产，他失去了亲情、爱情，甚至自己的灵魂。在准备自杀的时候，是父亲的一句话让他决心戒掉毒瘾、重新做人。

"其实每一个吸毒者都知道毒品的危害，比起家人朋友的苦口婆心，更想戒毒的是自己，但每到毒瘾发作的时候，那种万蚁啮骨、万蛆吮血、万虫断筋、万刃裂肤、万针刺心的痛苦让我痛不欲生，无法自拔。"胡坚强说。

在 1993—1998 年期间，胡坚强也曾经尝试过戒毒。最长一次他坚持戒毒到了第九天，可无意间邂逅了以前的一个毒友让他前功尽弃。最终，他没有抑制住诱惑，从毒友手里买了两包毒品，也就是这两包毒品让他又回到了以前的轨迹，沉迷于毒品而不能自拔。

1998年，吸毒已经5年的胡坚强觉得自己就像是一个没有灵魂的行尸走肉，于是他想结束自己的生命。他想用这种方式来结束，结束他的痛苦，也结束家人的痛苦。

在自杀前他拨通了两年没有打过的家里的电话，电话那头传来了父亲熟悉而又陌生的声音。比起两年前，父亲的声音已显得苍老了许多。在平静地听完他打算自杀的消息后，年迈的父亲说了一句话："结束生命其实很简单，难的是你活下来。"

本想和家人告个别，就离开这个世界，没想到在生命的最后时刻，父亲又将了胡坚强一军。"是啊，自杀其实真的很简单，但比起死亡，当时的我要活下来才是最难的。父亲的言外之意是，戒毒对我来说，比死还难。我还真就不信我戒不了毒！"胡坚强骨子里的倔劲儿终于在吸毒5年后爆发出来了——"我不死了，我要戒毒，我要好好活着！"

思考再三，早已一贫如洗的胡坚强找到了童年时曾经居住过的辖区的某胡同居委会。在居委会为他提供的两平方米的小屋里，他已经独自待了8年，每天与书做伴，再也没有碰过毒品。

这个胡同还留着胡坚强童年时代的记忆——那里有和蔼亲切的老街坊，有一起长大成人的"发小"，还有自己童年时亲手种下的一棵杨树。

胡同居委会的工作人员了解到实际情况后，很快为他找到了一个栖身之所——一间两平方米的平房，并为他添置了基本的生活必需品。每到过年过节，居委会的工作人员就会送来米面油。居委会还为他申请了低保，每月有300元的最低生活保障金。

老同学徐某也给予了胡坚强很多帮助，每到发工资的时候，徐某都会给他送来100元钱。在小屋门口的杨树下，两个"发小"常回忆童年的快乐时光。

从1998年胡坚强下决心戒毒以后，不管面对多大的诱惑，他都没有再沾过一次毒品。

一次，一个从前的毒友带来两包海洛因给他。"我戒了，真的不再吸了，你把它拿走吧。如果你觉得我们曾经是朋友，你来看看我，我很感激你，你要是再拿这东西诱惑我，你就给我滚出去，你这是害我！"胡坚强生硬地回绝了，那位毒友仍不死心，临走时硬是要把海洛因塞给他，胡坚强急了，把海洛因摔在了毒友的脸上。

此后，也有几个毒友再找过他，都被他拒之门外，有时他还会劝对方。

一来二去，再也没有毒友找他了。

胡坚强的做法是正确的。他以前的毒友中，有注射过量死亡的，也有因"以贩养吸"被判无期徒刑的，还有因吸毒后产生幻觉从天桥上掉下来摔成终身残疾的。用胡坚强自己的话说，"没有一个有好下场的"。

在戒毒的8年里，胡坚强的生活是很有规律的。每天早上6点起床开始晨练，简单的早饭后便把自己关在房子里看书，中午随便吃一点，下午再看书，晚饭后睡觉。这样的生活看起来很平淡，但就是这样平淡得不能再平淡的生活却让胡坚强坚持了8年。

"开始戒毒时，很痛苦，以前看到别人戒毒时把自己绑在床上，有的甚至自残，但我没有这样做。每次毒瘾发作时，我就到外面去跑跑步，想想那些帮助我的人，相信自己只要把这短暂的痛苦挺过去，美好的生活一定在后面等着我。如果实在无聊想说话，就一个人对着那棵杨树唠叨几句，我把它当成朋友。"积极乐观的心态和钢铁一样的意志是胡坚强抵抗毒品的利器，他因此也赢得了很多人的尊重。

派出所的龙警官是该胡同片区的片警，胡坚强是他的重点工作对象，为了防止胡坚强重走老路，龙警官做了大量工作。龙警官回忆道："开始每隔三四天就要找他谈一次话，看看他有没有和毒友接触，有没有复吸。几次促膝长谈后，我发现他是真的想戒毒，也有信心戒毒，后来还带他做了几次尿检，结果都正常，这表明他确实没再吸。8年已经过去了，我相信再来几个8年，他也不会再沾染一丝毒品了。"

龙警官认为，所有吸毒者回归社会首先要面临的问题是如何被社会接纳。家庭不要他们了，工作找不到，社会又充满了对他们的歧视和质疑，在他们走投无路的时候，在他们绝望的时候，毒友的诱惑，使他们很容易再回到复吸的老路上来解脱自己，他们还得去偷、还得去犯罪，为了避免这种现象的发生，人们应该给予他们更多的理解和关爱。

胡坚强把自己8年的戒毒生涯分成5个阶段。

第一个阶段，是戒毒最初的一个多月，这也是最难受的一个月。这个阶段一定要在一个相对没有自由的环境下度过。而这段时期他恰恰是因为抢钱，被关在看守所里。最初的15天，他几乎天天犯瘾，但由于没有药物等替代品，"只能硬挺着"。有一次犯瘾时，他连续4天4夜没睡觉，最终挺了过来。"并不是鼓励到监狱里戒毒，而是说在一个环境自由、条件优越的情况下犯瘾时，是很难控制的。"

第二个阶段，是戒毒后的一年时间。这段时期里，"小劲天天有，大劲三六九"，他说。这个阶段他一直在静养，因为毒品对心脏和大脑伤害很大，几乎不能劳动。随着时间的推移，他对毒品的心理和身体上的依赖已经减弱，一旦犯瘾他就到室外运动。"跑步、跳绳，别让自己闲下来，由于身体很虚弱，很快就累了困了，就回去睡觉。"他把这个阶段称为攻坚阶段。

第三个阶段，是戒毒的一年到两年。毒瘾发作的频率是随着时间的推移而逐渐降低的，以前三五天犯一次，渐渐地10天半个月才犯一次。"最困难的时候都挺过去了，决不能前功尽弃。"每次毒瘾发作时他都这样鼓励自己。"不管有多难受，信念只有一个，就是坚决不再碰毒品了。"这个阶段被他称为巩固阶段。

第四个阶段，是戒毒的第二年到第五年，是胡坚强的过渡阶段。他试着接触社会，过正常的生活。在参加社区活动的时候，由于表现积极，又很有责任感，居委会的领导让他每周末负责胡同里的治安巡逻工作。胡坚强的生活越来越充实，与毒瘾的距离越来越远。

第五个阶段，胡坚强把2003年到现在称为遗忘阶段。这3年里，他没犯过一次毒瘾，他也可以和其他人一样谈论毒品的危害。

目前，随着毒瘾的淡化，胡坚强的身体已基本恢复正常，他试着融入周围的环境，过正常人的生活。

2000年，已经两年多没碰过毒品的胡坚强主动看望了父亲，这是4年来父子的首次见面。父亲老泪纵横，但还是对他持怀疑态度。一个多小时的谈话后，父亲仍旧没有接纳他。直到2003年，在向居委会和民警等多方求证后，父亲证实他彻底戒毒了，才主动来探望他，父子终于重归于好。但由于多年独居形成了习惯，胡坚强表示不会再回去与家人同住。但可喜的是，胡坚强已经和毒品彻底说再见了。

不久前，胡坚强的小屋装上了一部电话，他想开通一个戒毒热线，帮助那些深受毒品之害的人们。他还把自己戒毒的亲身经历总结出来，希望对其他的戒毒者是个很好的借鉴。

【案例四】 告别毒品，心中充满阳光——一名戒毒女子的自白

曾经染上毒瘾的福建人王芸（化名），从1998年底戒掉毒瘾至今，再也没有碰过毒品。3年来，她克服了"心瘾"难熬的折磨，真的戒掉毒瘾。她说："吸过毒品，是我一辈子不会消失的痛。告别毒品，我也懂得了生活的真谛和意义。"（以下是她的自白）：

自从1996年染上毒品，我的一切都变了。那年，我才23岁，参加工作不久。3月里，我恋爱了。过了一段时间，我发现男友竟然是个"瘾君子"，他的许多朋友也在吸毒。刚与男友交往的几个月里，我始终不碰毒品，而后来发生的事情，现在看来真有些荒唐。

7月，我的身体不知怎么搞的变得很差，脸色苍白，人也瘦了下来。母亲和家人看到我这样，便认为我开始吸毒了，无论怎么解释他们都不信，甚至把我和男友安排到鼓浪屿一偏僻处看管起来。后来，母亲带我去做尿检，结果证明我没有吸毒。但是，这并没有消除母亲脸上的疑云，她还是把我送进了××市戒毒所。

当时，我对家人的举动无法理解，心情郁闷，"吸也好，不吸也好，反正在家人眼里我成了坏孩子。"从戒毒所出来后，我与男友分了手。那段时间里，我异常烦躁，同学、朋友对我避而远之，在戒毒所认识的那些"朋友"则想方设法怂恿我吸毒。久而久之，我知道了什么是海洛因，从哪里可以弄到。我的家境还算不错，不愁吸毒的资金。终于，我染上了毒瘾。

我不上班了，开始把毒粉当"娘"了。为筹毒资，我编造了许多谎言向家里要钱，家人这时想管也插不上手了。期间，我也曾想过戒毒，1997 年 7月，我下决心到××市戒毒所接受强制戒毒。两个月后出来，我还是无法控制"心瘾"的折磨，又与"毒友"一起吸上了。我觉得能抵住万发炮弹，却抵不住毒虫的百般噬咬。

1997 年底，××市加大戒毒工作力度，我被要求强制戒毒，但我两次逃过派出所民警的视线。两次逃走，我开始感到事态严重。按有关规定，逃避强制戒毒超过两次的吸毒人员，要被送去劳教两年。在××市没法待下去了，我决定到外地去。家人说："我们不反对你出去，但毒瘾没戒掉就不要回来。"我明白，不把毒瘾戒掉，我的一生就完了。

离家前，母亲带我来到安徽九华山。我暗暗发誓：只要再吸一口，让我变成乞丐！踏上北去的火车时，愁白头发的母亲悄悄买好了戒毒药品，她怕我熬不过去。经过许久的颠簸，我在山东某地下了车。此时此地，北风呼呼，天寒地冻。我不愿再往前走了，戒毒的信心开始动摇了。于是，我又登上了回××市的列车。

几天没吸毒，我快受不了了。列车到达南京时，我跳下车，迫不及待地寻觅毒品。一个好心人陈某看我像得了重病，就上前询问。得知我的情况后，他立即把我带到火车站附近的一家旅馆，将我一人锁在房间里。在里面，我又哭又闹，扔被子、砸水杯。没人理会我，渐渐地，全身肌肉的酸痛症状消失了。

在人生地不熟的南京，即使毒瘾发作，也找不到毒粉。因此，我决定在这里安顿下来，跟着陈某做起了导游。克服了离家后的第一次毒瘾发作，我租了间民房。房间很冷，地很潮湿。导游工作很辛苦，我的双脚都磨起了老茧，双手也冻得红肿。但这些对于我来说，又算得了什么。不管怎样，我始终没有动过母亲给我准备的戒毒药品。

毒瘾发作的那些日子，至今仍历历在目。我痛苦难当，像千万只蚂蚁在心里噬咬，全身发酸。有一次，毒瘾又发作了，我把自己关在房间，三天两夜没有睡觉，实在撑不下去了，便将嘴唇、手指咬破。那段时间，我经历了许多次这样刻骨铭心的考验。渐渐地，我习惯了，毒瘾越来越小。

得知我在南京，××市戒毒所的林大姐经常打电话来鼓励我，家人来看过我好几回，但不给我生活费，他们还是担心啊。我发现，泪水在他们眼眶里直打转。到了1998年底，我的毒瘾差不多已经戒掉，准备回家过春节。家人不同意，担心我又会与"毒友"混在一起。最终，我还是回来了，我相信自己不会再吸毒。

家人及所有认识的人都不信我能戒掉毒瘾。为防止我偷吸毒粉，母亲与林大姐隔三差五带我去作尿检，每次我都经受住了考验。

"我把原先写的日记全都扔掉了，我要面对未来"，经过家人多次考验，我真正获得了他们的信任。尽管过去我曾对母亲的所作所为颇有怨言，但现在我明白了，"鱼不管游多远，始终会感激水的"。

如今，我已与现在的男友一起生活快3年，虽有磕碰，但我们过得很愉快。我只有一个愿望：重新生活，从头开始。

二、强制隔离戒毒所教育实例

四川资阳强制隔离戒毒所的几个教育实例，皆为戒毒的成功案例。

【案例一】　郝某的故事

吸毒人员郝某，男，现年36岁，文化程度大专，已婚，家住××市××县，因吸毒于2007年11月12日被劳动教养2年。（以下是郝某的戒毒故事）

郝某在吸毒前是某镇农村信用社主任，有一个幸福的家庭，妻子也在信用社工作，女儿读书成绩很好，在当地也属于较有名气的人。吸毒被劳动教养后，在劳教所与其家庭的共同努力下，郝某对自己所犯下的错误悔恨不已，在改造过程中表现积极，于2009年8月5日被资阳强制隔离戒毒所批准进入社区矫治。郝某在戒毒初期，妻子、母亲、哥哥曾和其促膝长谈了一次，对其给予了充分的理解和帮助。特别是在得到妻子的谅解和支持后，郝某放下心中的大石。母亲、妻子及兄长对其都很关心，并没有因为吸毒而放弃他，而是处处让郝某感受到家庭的温暖，帮助其树立戒毒的信心。在亲情的打动下，郝某自觉抵制毒品，主动断绝和以前社会上的朋友联系，踏踏实实地在家规划自己的创业大计。郝某下定决心戒毒，从心理上不断地鼓励自己，在行动上积极努力，用健康、积极、有为的行动充实自己的生活，彻底脱离了毒品，精神面貌很好。为了丰自己的精神生活，郝某发挥自己的特长，在当地退休老职工中发起组建了一个富"红歌演唱团"乐队。乐团总共有20余人，成员主要有医院、学校、公检法司、政府等单位的退休人员，年龄最大的70岁，最小就是郝某。平常大家每逢周三、周六在广场练习、表演，也曾多次到敬老院、社会福利院、孤儿院等地免费表演，取得了较好的社会效应。郝某还承包了一个近400亩的果园，主要种植日本天草和冰糖柚，同时还准备在园中搞点副业，养些生态鸡鸭和山羊。现在，郝某租赁了几间门面，进行了装修，开了一个规模较大的中餐馆，生意做得红红火火，在当地较有名气。今年，戒毒所还专门邀请郝某回所给强制隔离戒毒学员做现身说法，收到了较好的激励效果。目前，郝某生活充实，思想稳定，彻底远离了毒品。

【案例二】　谭某的故事

吸毒人员谭某，男，现年36岁，文化程度初中，已婚，家住××市××区，因吸毒被劳动教养1年零6个月。谭某系初次违法，恶习不深，在民警的教育下对吸毒痛悔不已，此后一贯表现积极。（以下是谭某的戒毒故事）

谭某家境十分困难，父母双亡。姐姐肢残智障，属一级残疾，姐夫1992年离家出走后杳无音讯；侄女（15岁）属问题少年，均与谭某一家共同生活。岳母也是残疾人，靠低保生活。妻在××市做保洁工，月收入仅四五百元；女儿（5岁）2008年3月被开水全身大面积烫伤。在了解到谭某的家庭实际情况后，戒毒所民警对谭某给予了较多关注，重点进行法纪道德教育、生存教育和就业指导，联合街道、社区，解决了谭某大量的具体问题。先后4次为谭某捐款救助达2 000多元，多次专程走访谭某家庭和工厂、社区，并通过媒体，对谭某的情况进行了宣传报道，在社会上引起了较大了反响，使更多的社会人士来关心帮助谭某的家庭。在民警和社区的共同帮助下，为谭某全家六口人办理了低保、发放了困难救助金，同时还帮助谭某在××市谋到一份工作，月工资五六百元；街道办事处还发起捐助倡议，为治疗谭某女儿烫伤募捐。通过大家的共同关心，谭某感受到了整个社会的温暖和关心，他那颗冰冻的心复苏了。尽管谭某家中仍一贫如洗，仍面临巨大的生存压力和诸多难题，但面对戒毒所和整个社会的巨大关怀，谭某在困境中坚守法律和道德底线的信念十分坚强，感恩社会、回报社会的愿望十分强烈，对今后的生活也充满希望。他说："社会都没有放弃我，大家这么关心我这个犯了错误和违法的人，我有什么资格放弃自己？"我一定要尽自己最大的努力保持操守，不让所有关心我的人失望。目前，谭某生活稳定，没有再接触毒品。

【案例三】　王某的故事

吸毒人员王某，男，现年30岁，文化程度初中，未婚，住××市××镇

××村，父母均在家务农，王某吸毒史长达 10 多年，曾强制戒毒 10 多次，劳教戒毒共 4 次，最后一次劳教戒毒 1 年半。（以下是王某的戒毒故事）

2008 年 4 月初，资阳强制隔离戒毒所将其确定为社区矫治对象时，其父母不愿担保，经资阳强制隔离戒毒所做工作态度始有转变，后由其妹、妹夫出具担保在社区戒治。王某进入社区矫治后，资阳强制隔离戒毒所社区矫治民警重点对其进行了抵制毒品诱惑训练和法纪教育、感恩教育及就业指导。4 月 13 日，助其离开当地毒友圈子，到成都一家交费公司做了一名安装工，在民警的指导和亲属的关心支持下，王某清晰地认识到自己必须脚踏实地工作，抓住这次改过的机会。王某断绝了与以前社会关系的联系，咬紧牙关坚持每天 8 个小时的繁重劳动，生活自己料理，休息时间从不到当地娱乐场所玩耍，工资和支出由妹夫掌握。王某自己有一小本子，记录收入支出账。经过几个月的锻炼，王某的双手磨起了厚厚的老茧，体质明显增强，逐渐恢复了做人的尊严和生活的信心，对吸食毒品深感痛悔。通过自己的不懈努力，王某已由学徒成长为师傅，工资也从每月 1 000 多元增加到 2 000 多元。2009 年 5 月，王某在动物园附近工地劳动时，见一小偷偷电瓶车，当场抓获并扭送公安局。在回访时，王军谈到戒毒所是他的再生之地，使他真切感受到政府的关怀，家人的关心，尤其是帮助他劳动自立，坚定了他的戒毒信心。2009 年端午节回家看望年迈的父母时，王某第一次用劳动的所得给了父母买了礼物。父亲抚着王某满是茧巴的双手，连连点头说："做对了，做对了。"谈到今后的打算，王某自己戒毒信心十足，再不会让父母亲人失望了；他现已 30 岁，两年之内争取事业小成，然后成个家，待业务干熟了，自己带人出来干。

附　录

相关法律法规

《中华人民共和国刑法》（节选）

（1997 年 3 月 14 日第八届全国人民代表大会　第五次会议修订）

第七节　走私、贩卖、运输、制造毒品罪

第三百四十七条　走私、贩卖、运输、制造毒品，无论数量多少，都应当追究刑事责任，予以刑事处罚。

走私、贩卖、运输、制造毒品，有下列情形之一的，处十五年有期徒刑、无期徒刑或者死刑，并处没收财产：

（一）走私、贩卖、运输、制造鸦片一千克以上的、海洛因或者甲基苯丙胺五十克以上或者其他毒品数量大的；

（二）走私、贩卖、运输、制造毒品集团的首要分子；

（三）武装掩护走私、贩卖、运输、制造毒品的；

（四）以暴力抗拒检查、挽留、逮捕，情节严重的；

（五）参与有组织的国际贩毒活动的。

走私、贩卖、运输、制造鸦片二百克以上不满一千克、海洛因或者甲基苯丙胺十克以上不满五十克或者其他毒品数量较大的，处七年以上有期徒刑，并处罚金。

走私、贩卖、运输、制造鸦片不满二百克、海洛因或者甲基苯丙胺不满十克或者其他少量毒品的，处三年以下有期行刑、拘役或管制，并处罚金；情节严重的，处三年以上七年以下有期徒刑，并处罚金。

单位犯第二款、第三款、第四款罪的，对单位判处罚金，并对其直接负责的主管人员和其他直接责任人员，依照各条款的规定处罚。

利用、教唆未成年人走私、贩卖、运输、制造毒品，或者向未成年人出售毒品的，从重处罚。

对多次走私、贩卖、运输、制造毒品的，未经处理的，毒品数量累计计算。

第三百四十八条 非法持有鸦片一千克以上、海洛因或者甲基苯丙胺五十克以上或者其他毒品数量大的，处七年以上有期徒刑或者无期徒刑，并处罚金；非法持有鸦片二百克以上不满一千克、海洛因或者甲基苯丙胺十克以上不满五十克或者其他毒品数量较大，处三年以下有期徒刑、拘役或者管制，并处罚金；情节严重的，处三年以上七年以下有期徒刑，并处罚金。

第三百四十九条 包庇走私、贩卖、运输、制造毒品的犯罪分子的，为犯罪分子窝藏、转移、隐瞒毒品或者犯罪所得的财物的，处三年以下有期徒刑、拘役或者管制；情节严重的，处三年以上十年以下以期徒刑。

缉毒人员或者其他国家机关工作人员掩护包庇走私、贩卖、运输、制造毒品的犯罪分子的，依照前款的规定从重处罚。

犯前两款罪，事先通谋的，以走私、贩卖、运输、制造毒品罪的共犯论处。

第三百五十条 违反国家规定，非法运输、携带醋酸酐、乙醚、三氯甲烷或者其他用于制造毒品的原料或者配剂进出境的，或者违反国家规定，在境内非法买卖上述物品的，处三年以上十年以下有期徒刑，并处罚金。

明知他人制造毒品而为其提供前款规定的物品的，以制造毒品罪的共犯论处。

单位犯前两款罪的，对单位判处罚金，并对其直接负责的主管人员和其他直接责任人员，依照前两款的规定处罚。

第三百五十一条 非法种植罂粟、大麻等毒品原植物的，一律强制铲除。有下列情形之一的，处五年以下有期徒刑、拘役或者管制，并处罚金：

（一）种植罂粟五百株以上不满三千株或者其他毒品原植物数量较大的；

（二）经公安机关处理后又种植的；

（三）抗拒铲除的。

非法种植罂粟三千株以上或者其他毒品原植物数量大的，处五年以上有期行刑，并处罚金或者没收财产。

非法种植罂粟或者其他毒品原植物，在收获前自动铲除的，可以免除处罚。

第三百五十二条 非法买卖、运输、携带、持有未经灭活的罂粟等毒品原植物种子或者幼苗，数量较大的，处三年以下有期徒刑、拘役或者管制，并处或者单处罚金。

第三百五十三条 引诱、教唆、欺骗他人吸食、注射毒品的，处三年以上七年以下有期徒刑、拘役或者管制，并处罚金；情节严重的，处三年以下有期徒刑，并处罚金。

强迫他人吸食、注射毒品的，处三年以下有期徒刑、拘役或者管制，并处罚金。

引诱、教唆、欺骗或者强迫未成年人吸食、注射毒品的，从重处罚。

第三百五十四条 容留他人吸食、注射毒品的，处三年以下有期徒刑、拘役或者管制，并处罚金。

第三百五十五条 依法从事生产、运输、管理、使用国家管制的麻醉药品、精神药品的人员，违反国家规定，向吸食、注射毒品的人提供国家规定管制的能够使人形成瘾癖的麻醉药品、精神药品的，处三年以下有期徒刑或者拘役，并处罚金；情节严重的，处三年以上七年以下有期徒刑，并处罚金。向走私、贩卖毒品的犯罪分子或者以牟利为目的，向吸食、注射毒品的人提供国家规定管制的能够使人形成瘾癖的麻醉药品、精神药品的，依照本法第三百四十七条的规定定罪处罚。

单位前款犯罪的，对单位判处罚金，并对其直接负责的主管人员和其他直接责任人员，依照前款的规定处罚。

第三百五十六条 因走私、贩卖、运输、制造、非法持有毒品罪被判过刑，又犯本节规定之罪的，从重处罚。

第三百五十七条 本法所称的毒品，是指鸦片、海洛因、甲基苯丙胺（冰毒）、吗啡、大麻、可卡因以及国家规定管制的其他能够使人形成瘾癖的麻醉药品和精神药品。

毒品的数量以查证属实的走私、贩卖、运输、非法持有毒品的数量计算，不以纯度折算。

《中华人民共和国禁毒法》（节选）

第十届全国人民代表大会常务委员会第三十一次会议
2007 年 12 月 29 日通过

第三章 毒品管制

第十九条 国家对麻醉药品药用原植物种植实行管制。禁止非法种植罂粟、古柯植物、大麻植物以及国家规定管制的可以用于提炼加工毒品的其他原植物。禁止走私或者非法买卖、运输、携带、持有未经灭活的毒品原植物种子或者幼苗。

地方各级人民政府发现非法种植毒品原植物的，应当立即采取措施予以制止、铲除。村民委员会、居民委员会发现非法种植毒品原植物的，应当及时予以制止、铲除，并向当地公安机关报告。

第二十条 国家确定的麻醉药品药用原植物种植企业，必须按照国家有关规定种植麻醉药品药用原植物。

国家确定的麻醉药品药用原植物种植企业的提取加工场所，以及国家设立的麻醉药品储存仓库，列为国家重点警戒目标。

未经许可，擅自进入国家确定的麻醉药品药用原植物种植企业的提取加工场所或者国家设立的麻醉药品储存仓库等警戒区域的，由警戒人员责令其立即离开；拒不离开的，强行带离现场。

第二十一条 国家对麻醉药品和精神药品实行管制，对麻醉药品和精神药品的实验研究、生产、经营、使用、储存、运输实行许可和查验制度。

国家对易制毒化学品的生产、经营、购买、运输实行许可制度。

禁止非法生产、买卖、运输、储存、提供、持有、使用麻醉药品、精神药品和易制毒化学品。

第二十二条 国家对麻醉药品、精神药品和易制毒化学品的进口、出口实行许可制度。国务院有关部门应当按照规定的职责，对进口、出口麻醉药品、精神药品和易制毒化学品依法进行管理。禁止走私麻醉药品、精神药品和易制毒化学品。

第二十三条 发生麻醉药品、精神药品和易制毒化学品被盗、被抢、丢失或者其他流入非法渠道的情形，案发单位应当立即采取必要的控制措施，并立即向公安机关报告，同时依照规定向有关主管部门报告。

公安机关接到报告后，或者有证据证明麻醉药品、精神药品和易制毒化学品可能流入非法渠道的，应当及时开展调查，并可以对相关单位采取必要的控制措施。药品监督管理部门、卫生行政部门以及其他有关部门应当配合公安机关开展工作。

第二十四条 禁止非法传授麻醉药品、精神药品和易制毒化学品的制造方法。公安机关接到举报或者发现非法传授麻醉药品、精神药品和易制毒化学品制造方法的，应当及时依法查处。

第二十五条 麻醉药品、精神药品和易制毒化学品管理的具体办法，由国务院规定。

第二十六条 公安机关根据查缉毒品的需要，可以在边境地区、交通要道、口岸以及飞机场、火车站、长途汽车站、码头对来往人员、物品、货物以及交通工具进行毒品和易制毒化学品检查，民航、铁路、交通部门应当予以配合。

海关应当依法加强对进出口岸的人员、物品、货物和运输工具的检查，防止走私毒品和易制毒化学品。

邮政企业应当依法加强对邮件的检查，防止邮寄毒品和非法邮寄易制毒化学品。

第二十七条 娱乐场所应当建立巡查制度，发现娱乐场所内有毒品违法犯罪活动的，应当立即向公安机关报告。

第二十八条 对依法查获的毒品，吸食、注射毒品的用具，毒品违法犯罪的非法所得及其收益，以及直接用于实施毒品违法犯罪行为的本人所有的工具、设备、资金，应当收缴，依照规定处理。

第二十九条 反洗钱行政主管部门应当依法加强对可疑毒品犯罪资金的监测。反洗钱行政主管部门和其他依法负有反洗钱监督管理职责的部门、机构发现涉嫌毒品犯罪的资金流动情况，应当及时向侦查机关报告，并配合侦查机关做好侦查、调查工作。

第三十条 国家建立健全毒品监测和禁毒信息系统，开展毒品监测和禁毒信息的收集、分析、使用、交流工作。

第四章 戒毒措施

第三十一条 国家采取各种措施帮助吸毒人员戒除毒瘾，教育和挽救吸毒人员。

吸毒成瘾人员应当进行戒毒治疗。

吸毒成瘾的认定办法，由国务院卫生行政部门、药品监督管理部门、公安部门规定。

第三十二条 公安机关可以对涉嫌吸毒的人员进行必要的检测，被检测人员应当予以配合；对拒绝接受检测的，经县级以上人民政府公安机关或者其派出机构负责人批准，可以强制检测。

公安机关应当对吸毒人员进行登记。

第三十三条 对吸毒成瘾人员，公安机关可以责令其接受社区戒毒，同时通知吸毒人员户籍所在地或者现居住地的城市街道办事处、乡镇人民政府。社区戒毒的期限为三年。

戒毒人员应当在户籍所在地接受社区戒毒；在户籍所在地以外的现居住地有固定住所的，可以在现居住地接受社区戒毒。

第三十四条　城市街道办事处、乡镇人民政府负责社区戒毒工作。城市街道办事处、乡镇人民政府可以指定有关基层组织，根据戒毒人员本人和家庭情况，与戒毒人员签订社区戒毒协议，落实有针对性的社区戒毒措施。公安机关和司法行政、卫生行政、民政等部门应当对社区戒毒工作提供指导和协助。

城市街道办事处、乡镇人民政府，以及县级人民政府劳动行政部门对无职业且缺乏就业能力的戒毒人员，应当提供必要的职业技能培训、就业指导和就业援助。

第三十五条　接受社区戒毒的戒毒人员应当遵守法律、法规，自觉履行社区戒毒协议，并根据公安机关的要求，定期接受检测。

对违反社区戒毒协议的戒毒人员，参与社区戒毒的工作人员应当进行批评、教育；对严重违反社区戒毒协议或者在社区戒毒期间又吸食、注射毒品的，应当及时向公安机关报告。

第三十六条　吸毒人员可以自行到具有戒毒治疗资质的医疗机构接受戒毒治疗。

设置戒毒医疗机构或者医疗机构从事戒毒治疗业务的，应当符合国务院卫生行政部门规定的条件，报所在地的省、自治区、直辖市人民政府卫生行政部门批准，并报同级公安机关备案。戒毒治疗应当遵守国务院卫生行政部门制定的戒毒治疗规范，接受卫生行政部门的监督检查。

戒毒治疗不得以营利为目的。戒毒治疗的药品、医疗器械和治疗方法不得做广告。戒毒治疗收取费用的，应当按照省、自治区、直辖市人民政府价格主管部门会同卫生行政部门制定的收费标准执行。

第三十七条　医疗机构根据戒毒治疗的需要，可以对接受戒毒治疗的戒毒人员进行身体和所携带物品的检查；对在治疗期间有人身危险的，可以采取必要的临时保护性约束措施。

发现接受戒毒治疗的戒毒人员在治疗期间吸食、注射毒品的，医疗机构应当及时向公安机关报告。

第三十八条　吸毒成瘾人员有下列情形之一的，由县级以上人民政府公安机关作出强制隔离戒毒的决定：

（一）拒绝接受社区戒毒的；

（二）在社区戒毒期间吸食、注射毒品的；

（三）严重违反社区戒毒协议的；

（四）经社区戒毒、强制隔离戒毒后再次吸食、注射毒品的。

对于吸毒成瘾严重，通过社区戒毒难以戒除毒瘾的人员，公安机关可以直接作出强制隔离戒毒的决定。

吸毒成瘾人员自愿接受强制隔离戒毒的，经公安机关同意，可以进入强制隔离戒毒场所戒毒。

第三十九条　怀孕或者正在哺乳自己不满一周岁婴儿的妇女吸毒成瘾的，不适用强制隔离戒毒。不满十六周岁的未成年人吸毒成瘾的，可以不适用强制隔离戒毒。

对依照前款规定不适用强制隔离戒毒的吸毒成瘾人员，依照本法规定进行社区戒毒，由负责社区戒毒工作的城市街道办事处、乡镇人民政府加强帮助、教育和监督，督促落实社区戒毒措施。

第四十条　公安机关对吸毒成瘾人员决定予以强制隔离戒毒的，应当制作强制隔离戒毒决定书，在执行强制隔离戒毒前送达被决定人，并在送达后二十四小时以内通知被决定人的家属、所在单位和户籍所在地公安派出所；被决定人不讲真实姓名、住址，身份不明的，公安机关应当自查清其身份后通知。

被决定人对公安机关作出的强制隔离戒毒决定不服的，可以依法申请行政复议或者提起行政诉讼。

第四十一条　对被决定予以强制隔离戒毒的人员，由作出决定的公安机关送强制隔离戒毒场所执行。

强制隔离戒毒场所的设置、管理体制和经费保障，由国务院规定。

第四十二条　戒毒人员进入强制隔离戒毒场所戒毒时，应当接受对其身体和所携带物品的检查。

第四十三条　强制隔离戒毒场所应当根据戒毒人员吸食、注射毒品的种类及成瘾程度等，对戒毒人员进行有针对性的生理、心理治疗和身体康复训练。

根据戒毒的需要，强制隔离戒毒场所可以组织戒毒人员参加必要的生产劳动，对戒毒人员进行职业技能培训。组织戒毒人员参加生产劳动的，应当支付劳动报酬。

第四十四条　强制隔离戒毒场所应当根据戒毒人员的性别、年龄、患病等情况，对戒毒人员实行分别管理。

强制隔离戒毒场所对有严重残疾或者疾病的戒毒人员，应当给予必要的看护和治疗；对患有传染病的戒毒人员，应当依法采取必要的隔离、治疗措施；对可能发生自伤、自残等情形的戒毒人员，可以采取相应的保护性约束措施。

强制隔离戒毒场所管理人员不得体罚、虐待或者侮辱戒毒人员。

第四十五条　强制隔离戒毒场所应当根据戒毒治疗的需要配备执业医

师。强制隔离戒毒场所的执业医师具有麻醉药品和精神药品处方权的，可以按照有关技术规范对戒毒人员使用麻醉药品、精神药品。

卫生行政部门应当加强对强制隔离戒毒场所执业医师的业务指导和监督管理。

第四十六条 戒毒人员的亲属和所在单位或者就读学校的工作人员，可以按照有关规定探访戒毒人员。戒毒人员经强制隔离戒毒场所批准，可以外出探视配偶、直系亲属。

强制隔离戒毒场所管理人员应当对强制隔离戒毒场所以外的人员交给戒毒人员的物品和邮件进行检查，防止夹带毒品。在检查邮件时，应当依法保护戒毒人员的通信自由和通信秘密。

第四十七条 强制隔离戒毒的期限为二年。

执行强制隔离戒毒一年后，经诊断评估，对于戒毒情况良好的戒毒人员，强制隔离戒毒场所可以提出提前解除强制隔离戒毒的意见，报强制隔离戒毒的决定机关批准。

强制隔离戒毒期满前，经诊断评估，对于需要延长戒毒期限的戒毒人员，由强制隔离戒毒场所提出延长戒毒期限的意见，报强制隔离戒毒的决定机关批准。强制隔离戒毒的期限最长可以延长一年。

第四十八条 对于被解除强制隔离戒毒的人员，强制隔离戒毒的决定机关可以责令其接受不超过三年的社区康复。

社区康复参照本法关于社区戒毒的规定实施。

第四十九条 县级以上地方各级人民政府根据戒毒工作的需要，可以开办戒毒康复场所；对社会力量依法开办的公益性戒毒康复场所应当给予扶持，提供必要的便利和帮助。

戒毒人员可以自愿在戒毒康复场所生活、劳动。戒毒康复场所组织戒毒人员参加生产劳动的，应当参照国家劳动用工制度的规定支付劳动报酬。

第五十条 公安机关、司法行政部门对被依法拘留、逮捕、收监执行刑罚以及被依法采取强制性教育措施的吸毒人员，应当给予必要的戒毒治疗。

第五十一条 省、自治区、直辖市人民政府卫生行政部门会同公安机关、药品监督管理部门依照国家有关规定，根据巩固戒毒成果的需要和本行政区域艾滋病流行情况，可以组织开展戒毒药物维持治疗工作。

第五十二条 戒毒人员在入学、就业、享受社会保障等方面不受歧视。有关部门、组织和人员应当在入学、就业、享受社会保障等方面对戒毒人员给予必要的指导和帮助。

第六章 法律责任

第五十九条 有下列行为之一，构成犯罪的，依法追究刑事责任；尚不构成犯罪的，依法给予治安管理处罚：

（一）走私、贩卖、运输、制造毒品的；

（二）非法持有毒品的；

（三）非法种植毒品原植物的；

（四）非法买卖、运输、携带、持有未经灭活的毒品原植物种子或者幼苗的；

（五）非法传授麻醉药品、精神药品或者易制毒化学品制造方法的；

（六）强迫、引诱、教唆、欺骗他人吸食、注射毒品的；

（七）向他人提供毒品的。

第六十条 有下列行为之一，构成犯罪的，依法追究刑事责任；尚不构成犯罪的，依法给予治安管理处罚：

（一）包庇走私、贩卖、运输、制造毒品的犯罪分子，以及为犯罪分子窝藏、转移、隐瞒毒品或者犯罪所得财物的；

（二）在公安机关查处毒品违法犯罪活动时为违法犯罪行为人通风报信的；

（三）阻碍依法进行毒品检查的；

（四）隐藏、转移、变卖或者损毁司法机关、行政执法机关依法扣押、查封、冻结的涉及毒品违法犯罪活动的财物的。

第六十一条 容留他人吸食、注射毒品或者介绍买卖毒品，构成犯罪的，依法追究刑事责任；尚不构成犯罪的，由公安机关处十日以上十五日以下拘留，可以并处三千元以下罚款；情节较轻的，处五日以下拘留或者五百元以下罚款。

第六十二条 吸食、注射毒品的，依法给予治安管理处罚。吸毒人员主动到公安机关登记或者到有资质的医疗机构接受戒毒治疗的，不予处罚。

第六十五条 娱乐场所及其从业人员实施毒品违法犯罪行为，或者为进入娱乐场所的人员实施毒品违法犯罪行为提供条件，构成犯罪的，依法追究刑事责任；尚不构成犯罪的，依照有关法律、行政法规的规定给予处罚。

娱乐场所经营管理人员明知场所内发生聚众吸食、注射毒品或者贩毒活动，不向公安机关报告的，依照前款的规定给予处罚。

第六十七条 戒毒医疗机构发现接受戒毒治疗的戒毒人员在治疗期间吸食、注射毒品，不向公安机关报告的，由卫生行政部门责令改正；情节严重的，责令停业整顿。

第六十八条 强制隔离戒毒场所、医疗机构、医师违反规定使用麻醉药品、精神药品，构成犯罪的，依法追究刑事责任；尚不构成犯罪的，依照有关法律、行政法规的规定给予处罚。

第六十九条 公安机关、司法行政部门或者其他有关主管部门的工作人员在禁毒工作中有下列行为之一，构成犯罪的，依法追究刑事责任；尚不构成犯罪的，依法给予处分：

（一）包庇、纵容毒品违法犯罪人员的；

（二）对戒毒人员有体罚、虐待、侮辱等行为的；

（三）挪用、截留、克扣禁毒经费的；

（四）擅自处分查获的毒品和扣押、查封、冻结的涉及毒品违法犯罪活动的财物的。

第七十条 有关单位及其工作人员在入学、就业、享受社会保障等方面歧视戒毒人员的，由教育行政部门、劳动行政部门责令改正；给当事人造成损失的，依法承担赔偿责任。

《中华人民共和国治安管理处罚法》（节选）

（2005 年 8 月 28 日第十届全国人民代表大会常务委员会
第十七次会议通过）

第七十一条 有下列行为之一的，处十日以上十五日以下拘留，可以并处三千元以下罚款；情节较轻的，处五日以下拘留或者五百元以下罚款：

（一）非法种植罂粟不满五百株或者其他少量毒品原植物的；

（二）非法买卖、运输、携带、持有少量未经灭活的罂粟等毒品原植物种子或者幼苗的。

（三）非法运输、买卖、储存、使用少量罂粟壳的。

有前款第一项行为，在成熟前自行铲除的，不予处罚。

第七十二条 有下列行为之一的，处十日以上十五日以下拘留，可以并处二千元以下罚款；情节较轻的，处五日以下拘留或者五百元以下罚款：

（一）非法持有鸦片不满二百克、海洛因或者甲基苯丙胺不满十克或者其他少量毒品的；

（二）向他人提供毒品的；

（三）吸食、注射毒品的；

（四）胁迫、欺骗医务人员开具麻醉药品、精神药品的。

第七十三条 教唆、引诱、欺骗他人吸食、注射毒品的，处十日以上十五日以下拘留，并处五百元以上二千元以下罚款。

第七十四条 旅馆业、饮食服务业、文化娱乐业、出租汽车业等单位的人员，在公安机关查处吸毒、赌博、卖淫、嫖娼活动时，为违法犯罪行为人通风报信的，处十日以上十五日以下拘留。

参 考 文 献

[1] 王宏斌. 禁毒史鉴. 长沙：岳麓书社，1997.

[2] 杜新忠. 毒品及其危害. 杜新忠戒毒，禁毒专业网，2007-7-8.

[3] 杜新忠. 禁毒知识讲解. 杜新忠戒毒，禁毒专业网，2008-6-6.

[4] 姚建龙. 我国禁毒法之历史、现状与未来. 上海市 2004 年度禁毒社会
工作者培训讲座.

[5] 李双其. 吸毒原因系统分析——基于对 240 名吸毒者的全面研究. 北
大法律信息网，2007.

[6] 姚成高，刘黎明. 论心理戒毒[J]. 四川警察学院学报，2008（5）.

[7] 宋小明. 戒毒中的最大难点与戒毒心理治疗的运用[J]. 公安大学学报，
2000（5）.

[8] 陈度，石起才. 吸毒人员心理与行为矫治[M]. 苏州：苏州大学出版社，
2008.

[9] 蔡燕强. 戒毒矫治康复手册[M]. 广州：暨南大学出版社，2006（6）.

[10] 薛丽燕，保锡金，张燕，等. 上海社区戒毒康复现状分析[J]. 中国药物
滥用防治杂志，2005（5）.

[11] 赵洋. 人脑秘径——寻找成瘾的神经通. http://www.people.com.cn/GB/
keji/1057/2671721.html.

[12] 李冠军，李娜，郑雯慧. 关于建立强制隔离戒毒人员心理诊断评估体系
的思考[J]. 中国药物依赖杂志，2009（4）.

[13] 刘永有，曾岳峰，王增珍，等. 海洛因依赖者典型特征研究[J]. 中国药
物滥用防治杂志，2005（3）.

[14] 陈长华，周劲睿，詹绍虚，等. 五大矫治、五项机制、构建劳教戒毒工
作模式[J].中国药物滥用防治杂志，2005（3）.

[15] 朱萍. 女性吸毒者复吸的心理因素分析[J]. 福建医科大学学报（社会科
学版），2008（2）.

[16] 江振亨. 吸毒者用药循环历程之研究[J]. 彰化师大辅导学报，1992
（25）.

[17] 杜新忠. 实用戒毒医学.北京：人民卫生出版社，2007.

[18] 蔡燕强. 戒毒矫治康复手册.广州：暨南大学出版社，2006.

[19] 姜佐宁. 药物成瘾的临床与治疗. 北京：人民卫生出版社，1997.

[20] 刘闯，徐国柱，郑继旺，等. 海洛因稽延性戒断症状评定量表的修订. 中国药物依赖性杂志，2000，9：（2）.

[21] 朱海燕，沈模卫，等. 药物成瘾过程的心理—神经理论模型. 心理科学，2004，27（3）.

[22] 隋南，陈晶. 药物成瘾行为的脑机制及其研究进展. 心理学报，2000，32：（2）.

[23] 刘忠华，张开镐. 药物的条件性位置偏爱效应及神经生化机制. 中国药物依赖性通报，1996，5：（4）.

[24] 郑继旺. 药物依赖性的临床药研究. 中国药物依赖性通报，1996，5：（3）.

[25] Robinson，T. E.&Berridge，K. C. Addiction. Annual Review of Psychology，2003（54）.

[26] 陈霞，黄希庭，白纲. 关于网络成瘾的心理学研究. 心理科学进展，2003，11：（3）.

[27] Davis RA. A cognitive-behavioral model of pathological Internet use（PIU）. Computer sin Human Behavior，2001（2）.

[28] D. L. Thombs（美）著，李素卿译. 上瘾行为导论. 台北市：五南图书出版公司，1996.

[29] Wormer，KV&Davis，DR.（2003）. Addiction Treatment，A Strengths Perspective. Brooks/Cole.

[30] 杨波著. 人格与成瘾，北京：新华出版社，2005 年.

[31] Wise R A，Bozarth M A. A psychomotor stimulant theory of addiction. Psychological Review，1987（94）.

[32] 吴宗宪. 国外罪犯心理矫治. 北京：中国轻工业出版社，2004.

[33] 师建国. 成瘾医学. 北京：科学出版社，2003.

[34] 陈科文. 对青少年药物使用和滥用的病因学研究. 中国药物依赖性杂志，2000，9：（2）.

[35] 白璐等. 乙醇相关问题的综合探讨. 刑事技术，2004（2）.

[36] 肖琳等. 成瘾现象中的奖赏效应和神经系统适应性. 中国药物依赖性杂志，2004，13：（4）.

[37] 李晓璐. 脑内神经递质和受体在乙醇依赖中的作用. 中国药理学通报 1997, 13: (2).

[38] 张镛. 酒精成瘾与生物膜依赖. 医学综述, 1996 (2).

[39] 韩玲玲, 杨国栋. 药物依赖中的遗传因素. 中国药物滥用防治杂志, 2000 (1).

[40] 汤宜朗. 药物依赖的神经生物学机制研究进展. 中国药物依赖性杂志, 2004, 13: (3).

[41] 管国涛等. 105 例酒依赖患者临床特征与 MMPI 测试结果分析. 中国心理卫生杂志, 2002 (2).

[42] 杨士隆. 犯罪心理学. 北京: 教育科学出版社, 2002.